健康·智慧·生活丛书

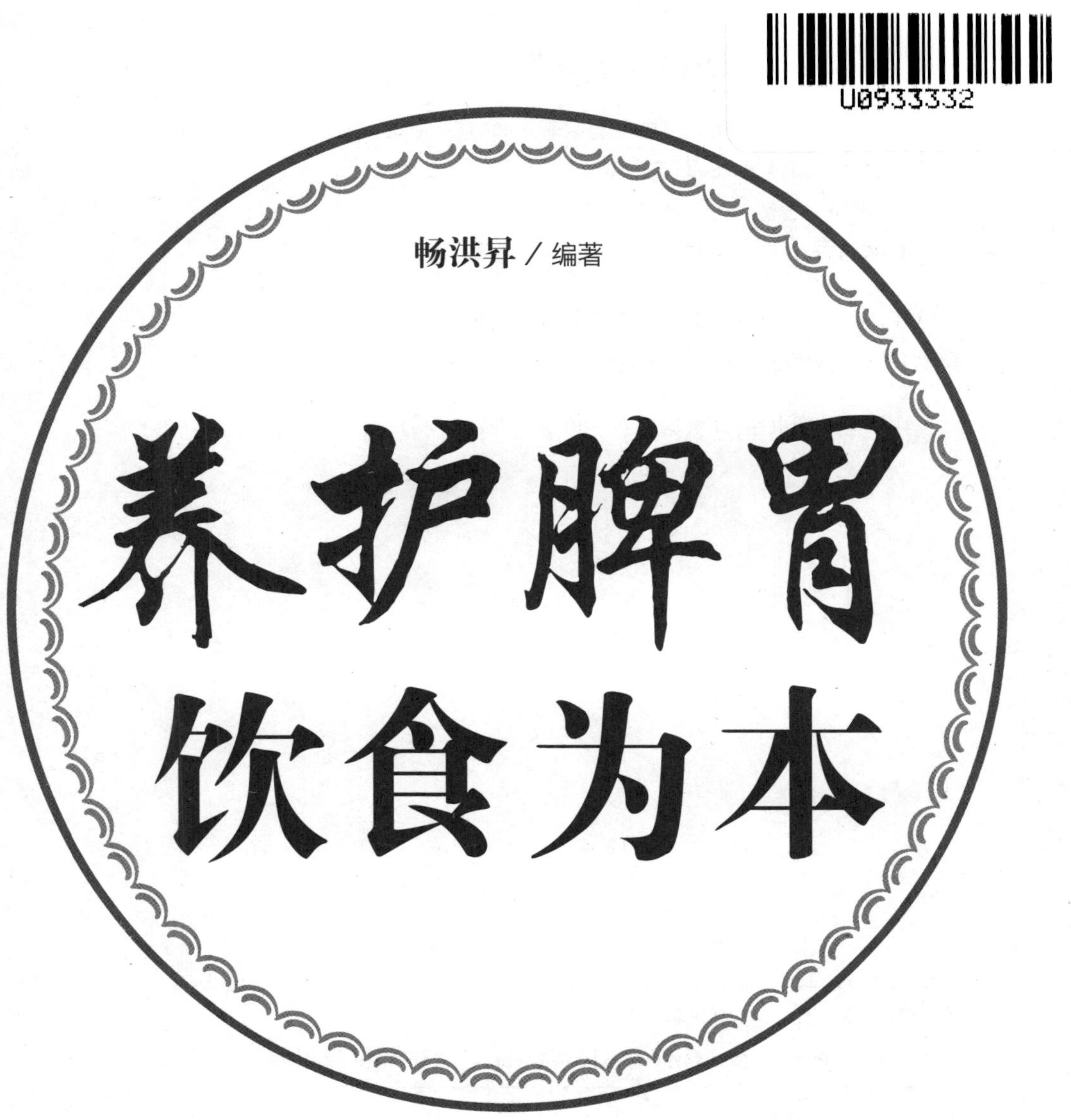

畅洪昇 / 编著

养护脾胃 饮食为本

中国纺织出版社
全国百佳图书出版单位
国家一级出版社

图书在版编目（CIP）数据

养护脾胃　饮食为本 / 畅洪昇编著.--北京：中国纺织出版社，2014.8（2024.5重印）

（健康·智慧·生活丛书）

ISBN 978-7-5064-8472-5

Ⅰ.①养…　Ⅱ.①畅…　Ⅲ.①健脾－食物疗法－图解②益胃－食物疗法－图解　Ⅳ.①R247.1

中国版本图书馆CIP数据核字（2012）第064164号

策划编辑：张天佐　　责任编辑：张天佐

封面设计：任珊珊　　版式设计：张基民　陈双丽　　责任印制：储志伟

中国纺织出版社出版发行

地址：北京市朝阳区百子湾东里A407号楼　邮政编码：100124

销售电话：010—87155894　传真：010—87155801

http：//www.c-textilep.com

E-mail：faxing@c-textilep.com

官方微博http：//weibo.com/2119887771

金世嘉元（唐山）印务有限公司印刷　各地新华书店经销

2014年8月第1版　2024年5月第3次印刷

开本：710×1000　1/16　印张：14

字数：160千字　　定价：49.80元

前言

PREFACE

随着社会的发展和生活水平的提高，人们越来越重视自身健康。的确，没有好的身体，再好的生活也是没有意义的。然而，很多人只注重做一些表面的工作而忽视了最根本的问题，那就是脾胃的养护。可以说，人的健康和美丽，归根结底都要依赖脾胃功能的健旺。脾胃好，才能享受天下美食；脾胃好，才能保持身材窈窕；脾胃好，才能拥有靓丽容颜；脾胃好，才有精力去迎接生活和工作中的各种挑战。你阅读的这本书，就是要告诉你，怎样做才能拥有健康的脾胃。

中医所说的脾胃是包括消化系统在内的综合概念，本书简明介绍了脾胃的功能、脾胃对于人体健康的重要性、脾胃与五脏六腑之间的关系以及如何拥有健康的脾胃，等等，旨在告诉广大读者，脾胃养护是养生保健的重中之重。

饮食与脾胃健康息息相关，脾胃好，人才有食欲，才能更好地享受美味。反过来，饮食是否合理科学也与脾胃的健

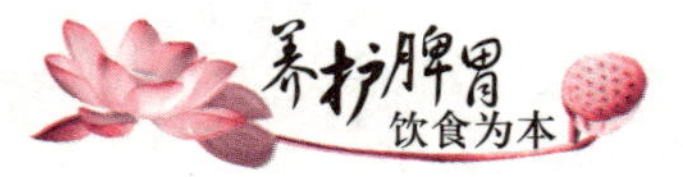

康息息相关，吃得好、吃得对，脾胃就会健康。如果吃的东西对脾胃无益，或者饥一顿、饱一顿，甚至长期节食都会对脾胃功能造成严重的伤害。然而，现代人的某些生活方式恰恰是不健康的。这就是为什么很多人年纪轻轻就已经有很多年的胃病的原因。

通过阅读这本书，你不但能够了解到怎么吃是正确的，怎么吃是错误的，还能够认识很多养护脾胃的食物，以及如何烹调这些食物。不仅如此，你还能了解一些调养脾胃常用的中药材，用来解决一些常见的脾胃问题。在本书的第五章，你还将了解到，很多常见的身体不适和症状，其实只要调理脾胃的功能就可以解决。

脾胃虽然主运化饮食，但日常生活中其他方面的不良习惯也会对脾胃的健康造成危害。其中最主要的因素就是情绪。人在情绪不好的时候就会出现食欲减退、消化不良等现象。另外，饮酒、吸烟、不当用药、运动量少等，都有可能使脾胃受到损害。

希望本书能带给大家正确的调养脾胃的观念和方法，让您和家人拥有健康的生活。

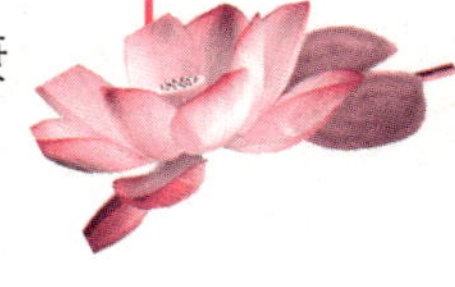

目 录

CONTENTS

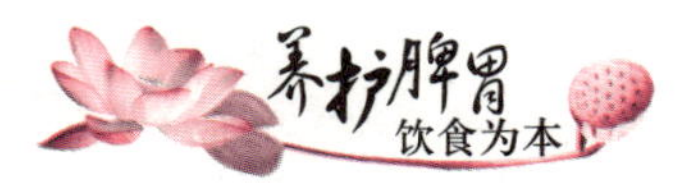

第三章 常见食材养脾胃
——方便、实惠，效果好

谷 类

蔬菜类

水果类

菌菇及干果类

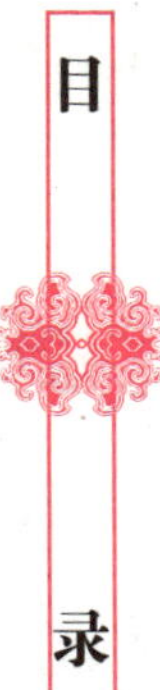
目
录

第六章 养护脾胃无小事
——生活细节莫忽视

【第一章】

重视脾胃，保护好后天之本

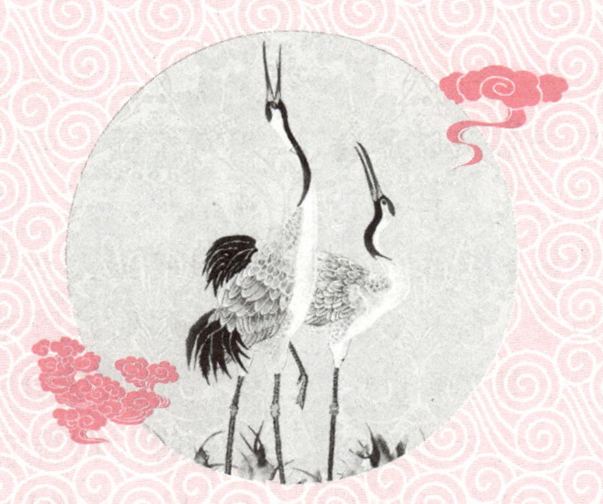

人体要维持基本的生命活动，依赖于不断摄取的能量和营养。中医养生学将脾胃的养护放在第一位，因为脾胃有消化饮食，摄取水谷精微以营养全身的重要作用，人体后天的营养充足与否、气血的生成都要依赖于脾胃的共同作用。所以，脾胃有“后天之本”之称。

简单的脾胃健康自测法

——让你直观了解脾胃状况

中医认为人体的消化吸收由脾胃共同作用来完成，“胃主受纳，脾主运化”。若脾胃功能不好，那么营养物质就无法顺利地送达五脏六腑和身体各处。五脏六腑得不到滋养，必然会引起一些外在的病变。也就是说，脾胃健运与否从外表上就能看出来。中医学通过长期的医疗实践，总结出以下一些自我检测脾胃健康的方法。

● 查唇部、口腔

口腔和唇部能够反映脾胃的健康状况，这可不是什么新鲜说法。《黄帝内经》指出：“口唇者，脾之官也”“脾开窍于口”“脾之合肉也，其荣唇也”。这说明脾胃有问题会表现在口唇上。一般来说，脾胃功能正常的人，嘴唇红润，干湿适度，润滑有光泽；而脾胃功能不好的人嘴唇发白、没有血色，显得非常干燥，容易爆皮、裂口。另外，口臭、牙龈肿痛等症状大多和脾胃消化能力不佳有关。

另外，脾还主涎液，涎与唾合称为口水。《黄帝内经》中指出“脾主涎”，这个“涎”是脾之水、脾之气的外在表现。一个人的脾气充足，则涎液能正常传输，帮助我们进行吞咽和消化，并且它会老老实实待在口腔里，不会溢出来。而脾气虚弱时，脾本身的固摄功能就会减弱，“涎”就会不听话了。比如睡觉时流口水，就是脾气不足的一种表现。

● 查鼻子

中医认为，肺开窍于鼻，而胃经起于鼻部，因此脾胃的经脉与鼻窍也是相连的。脾胃功能失调导致水谷精微无法上输濡养鼻窍，就会引起鼻腔干燥等症，有时还会引起嗅觉失灵、流清鼻涕、鼻子出血等问题。这种情况多是脾胃虚弱、气津不足、脾气不能摄血或肺虚火旺上冲鼻窍所致。

鼻翼发红的人，多有胃热，往往还伴有容易饥饿、口臭、牙龈肿痛等症状。其根本原因在于脾的运化能力不足，使食物蕴积滞留于胃肠，食物积久化热所致。如果鼻头色白，并且伴有腹痛，多是由脾胃虚寒所致。

● 查眼睛

“肝开窍于目”，眼睛之所以能看东西，全赖于肝血的濡养。脾胃是气血生化之源，脾主统血，肝血禀受于脾胃。如果脾胃功能不好，势必会影响到肝的藏血功能，进而影响到眼睛，使得眼睛容易疲劳，出现视物模糊等不适。如果出现视力疲劳、视物模糊并且伴有食欲不振、大便稀薄、舌淡、脉缓弱无力等症，多与脾气不足、清阳不升、目失所养有关。另外，脾还与体液的吸收关系很大，如果常出现眼泡水肿等现象，也可能是脾胃功能出了问题。

● 查耳朵

耳朵同样可以反映脾胃的状况。脾胃虚弱会导致人的肾气不足，肾开窍于耳，《灵枢·脉度》中指出：“肾气通于耳，肾和则耳能闻五音矣。”肾是先天之本，它离不开后天之本——脾胃的滋养，如果一个人的脾胃虚弱，气血生化的来源不足，则肾精必亏，耳窍失养，就会出现耳鸣、耳聋等问题。脾虚气弱，水湿不能正常运化，致使内生痰浊，耳道闭阻也会出现耳鸣、耳聋等症状。

● 查排泄功能

中医认为，肾为水脏，脾为中土，共同主管着水液的代谢转输。脾气健旺，清升浊降，就可以助肾化水，使排尿通畅；脾虚则升降功能失调，会引起排尿不畅，严重者会出现不能排尿的现象。

不仅如此，一旦脾气虚弱，水谷不能正常运化，会出现大便清稀，大便中伴有不消化的食物残渣，有时伴有肠鸣等；脾的清阳之气一旦下陷，会出现经常性泄泻，甚至久泻、脱肛；如若气不统血，则会出现便血。

认识你的脾

——中西医的不同理解

中医的脾和西医解剖学中的脾是两个完全不同的概念。中医所讲的脾并不只是某一个具体的器官，更是一个功能的概念；而西医所说的脾指的就是脾脏。西医认为脾的主要功能有以下几点：

● 滤血功能

脾内含有大量血窦，是血液循环的一个过滤器。滤血的主要部位是脾索和边缘区，此处含有大量巨噬细胞，能清除血液中的病原体、衰老的红细胞和白细胞、免疫复合物以及其他异物。这种滤血功能保证了血液的健康。

● 免疫功能

脾的主要功能是参与免疫反应，产生淋巴细胞及单核细胞，进行特异免疫应答。脾中的淋巴细胞还能制造抗体。

● 造血功能

脾脏在人体的胚胎时期（怀孕第 2 个月开始）是一个重要的造血器官，具有造血功能，但自胚胎发育到第 4 个月，骨髓开始造血后，脾渐变为一种淋巴器官。不过脾内仍含有少量造血干细胞，一旦机体严重缺血或在某些病理状态下，脾会恢复造血功能。

● 储血功能

人体脾脏的储血能力较小，约可储血 40 毫升，主要储于血窦内。脾肿大时其储血量也增大，当机体需血时，脾脏所储的血液就会排入血循环。

在中医学中，脾为五脏之一，是人体对饮食进行消化吸收并输布其精微的重要脏器，其重要功能是主运化和升清。可以说中医的脾，不仅包含了西医中所说的脾的功能，还包括了胰腺、胃和大肠、小肠的功能。这里略微提一下，在后面的内容中，我们将单独介绍中医学脾的功能。

中医之“脾”有别西医之“脾”

在中医的五脏六腑中，脾为脏，胃为腑。脾与胃，一阴一阳，互为表里。脾与胃在经络上相互联结；在功能上，脾主运化、胃主受纳，相互依赖、相互制约，共同完成饮食物的消化吸收。人体的后天营养充足与否，主要取决于脾和胃的共同作用。脾位于腹中，与胃以膜相连。二者相互照应，和谐共存，一旦一方有了病，都会影响到另一方。胃生了病会伤及脾，脾生了病也会伤及胃。脾是一个“实权”很大的职位，在中医学里称为“仓廪之官”。人出生以后，饮食水谷是机体所需营养的主要来源，也是化生气血的主要物质基础，是生命的根本。所以说，脾为“仓廪之官”，与我们后面要说到的胃为“水谷精微之仓”、“气血之海”，根据这两方面得出“脾胃为后天之本”的结论。

中医认为脾主运化，即指脾将从外界获得的水谷“原料”加工成人体需要的精微物质，并将精微物质吸收转输到身体各个脏腑组织的过程。这个过程的前提是，水谷首先要经过胃的消化和腐熟，再由脾气推动至小肠进行吸收，最终转输至全身，还要将糟粕排出体外。整个过程都需要脾的推动。脾的功能一旦受损，消化系统就会出现各种问题，如胃胀、胃痛、恶心、呕吐、腹胀、水肿、腹泻、便秘等。

脾胃健康一点通

中医的五脏饮食观

《黄帝内经·脏器法时论》说：“肝色青，宜食甘。粳米、牛肉、枣、葵皆甘。心色赤，宜食酸。小豆、犬肉、李、韭皆酸。肺色白，宜食苦。麦、羊肉、杏、薤皆苦。脾色黄，宜食咸。大豆、猪肉、栗、藿皆咸。肾色黑，宜食辛。黄黍、鸡肉、桃、葱皆辛。辛散、酸收、甘缓、苦坚、咸软。……五谷为养，五果为助，五畜为益，五菜为充。气味合而服之，以补精益气。”

了解你的胃
——食物的加工地

我们常说胃口好的人是最幸福的，因为他们可以品尝各种美食。食物进入我们的身体后，必须在胃中做最重要的加工和处理，所以，胃对于人体来说是非常重要的。

● 神奇的食物口袋

胃是整个消化道中最膨大的部分，居于膈下，腹腔上部，就像一个斜着的口袋，挂在我们的腹腔。胃是消化系统中一个非常重要的器官。我们吃进去的食物就是在这里进行消化和吸收的。胃之所以具有消化食物的功能，是因为这个神奇的“口袋”具有分泌胃液的功能，胃液的主要成分有盐酸、胃蛋白酶原、黏液和内因子，他们在消化过程中，各有不同的作用。胃有一个很神奇的特点，它的形态、位置、大小会随着吃的食物多少而变化，也会因为人的年龄、性别和体型的不同而变化。

● 胃的四大功能

现代医学研究发现，胃具有接收、贮存、消化、运送及排空4种功能。胃的主要生理功能是把来自食管中的食团，即只是经过初步消化的食物接受和储存下来，使之在胃内停留一段时间；并将食团磨碎使其与胃液充分混合，而后形成半流体的食糜；通过胃的蠕动，从胃的中部开始有节律地推动食糜通过幽门进入十二指肠。另外，胃还能吸收少量水、酒精和一些脂溶性物质。

⇨ 接受功能

这一功能是指吃进嘴里的食物都要经过口腔、食管而进入胃内。这主要靠胃的贲门来完成，如果胃的贲门功能障碍，食物可能难以顺利进入胃里。

⇨ 贮存功能

成人的胃一般能容纳1~2

升食物。当食物进入胃内后，胃襞会随之扩展，以适应容纳食物的需要，这种功能就是胃的贮存功能。不仅如此，胃襞还具有良好的顺应性，使胃内的压力和腹腔内的压力相等，当胃内容量增加到 1.5 升以上时，胃腔内的压力和胃襞的张力才有轻度增高。此时，人就会感觉到已基本“吃饱”了。

⇨ 消化功能

胃襞细胞能分泌胃酸和胃蛋白酶，在二者的共同作用下能使食物中的蛋白质初步分解消化，而且还能杀灭食物中的细菌等微生物。不同的食物在胃内停留消化的时间不同，液体一般只停留 5~10 分钟，淀粉类食物，如大米、面食停留约 1 小时，蛋白质停留约 2~3 小时，脂肪停留 4~5 小时。人们平时大多进食混合性食物，它们在胃里停留的时间为 3~4 小时。

⇨ 运送及排空功能

食物一旦进入胃内，就会刺激胃的蠕动，这种蠕动起始于胃体以上，逐渐向幽门方向进行。蠕动能使食物与胃液充分混合，使食物形成半液体状的食糜。继而食糜进入胃窦，由胃窦将食糜排入十二指肠，由此完成胃的最后一项工作。

● 胃襞的构造

胃其实就是一个囊状的器官，这个囊的“皮”被称为胃襞。要了解胃，我们非常有必要了解一下胃襞的构造。胃襞由内向外分为 4 层，分别是黏膜层、黏膜下层、肌层、外膜层。

⇨ 黏膜层

又可分为上皮（属单层柱状上皮，表面有黏液细胞），固有层（又可分为胃底腺，贲门腺和幽门腺）和黏膜肌层。

⇨ 黏膜下层（属结缔组织）

由疏松结缔组织构成，内有丰富的血管、淋巴管及黏膜下神经丛，黏膜下神经丛由数个神经细胞和无髓神经纤维组成。

⇨ 肌层

有很厚的平滑肌，由内斜肌、中环肌、外纵肌三层平滑肌组成。

⇨ 外膜层

为浆膜，由疏松结缔组织和外表面的间皮构成。

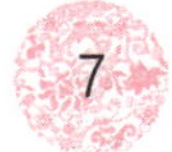

● 胃受纳饮食水谷

胃在西医中就是一个消化器官，有储藏和消化食物的功能。中医将胃分为上、中、下三部。胃的上部称上脘，包括贲门；中部称中脘，即胃体部位；下部称下脘，包括幽门。

中医的胃是受纳、腐熟水谷精微的场所。《灵枢·玉版》说："人之所受气者，谷也；谷之所注者，胃也；胃者，水谷气血之海也。"容纳于胃中的饮食水谷，经过胃的腐熟后，下传于小肠以进一步消化吸收。

重视养生的朋友一定会注意到，中医养生理论非常注意对脾、胃的养护，且常常将脾胃合起来讲。

中医的脾胃功能包含了现代医学的消化系统、内分泌系统功能的结合，是负责运化水谷精微的功能系统。这一点是脾胃养护的基础理论，中医所讲的脾胃养生都是围绕这一理论展开的。

脾胃健康一点通

脾胃功能弱的人容易感冒

生活中，很多人非常容易患上感冒，特别是工作压力较大、过于劳累的白领们，经常会出现上一次感冒还没好利落，就又被感冒侵袭了，如此恶性循环导致免疫力始终不能得到修复。这究竟是什么原因造成的呢？中医认为这是体质较差的表现之一，而体质的好坏与脾胃功能有很大关系。脾胃为后天之本，脾胃的功能可以直接影响免疫功能，也就是说，如果脾胃的功能弱，就会表现为老百姓常说的"爱闹病"。由此可见，保护脾胃势在必行。专家认为，粥是养护脾胃的天然保健食品，如果能够做到经常用山药、茯苓、薏米等食材熬粥喝，就可以补脾健胃。对于上火和虚热的人经常吃一些去火食物，也可以有效预防感冒。

脾为“后天之本”、“气血生化之源”

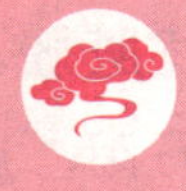

前面多次提到，脾为后天之本、气血生化之源。“后天之本”是相对于“先天之本”来说的。“先天之本”指的是父母给予的先天禀赋，而“后天之本”则是依靠饮食等获得的身体“资本”。

● 生命活动依赖脾胃

饮食进入身体后，必须经过消化才能成为人体可以吸收利用的“水谷精微”。这些水谷之精必须通过脾胃才能输布全身。可以说，人所有的生命活动都有赖于脾胃摄入的营养物质。先天不足的，通过后天调养补足，同样可以延年益寿；但如果先天身体条件非常好，却不重视后天脾胃的调养，久之就会多病伤身。所以说，生命活动的延续依赖于脾胃的运化，所以脾胃被称为“后天之本”。

正因为脾胃为后天之本，所以在养生学中有着非常重要的意义。只有脾胃健康了，运化水谷的功能才会健旺，才能使身体强健，外邪不侵。否则，脾气不健，就会气血亏虚，容易生病，还会过早衰老，容颜憔悴。

● 脾能运化水谷

《黄帝内经》说：“饮入于胃，游溢精气，上输于脾，脾气散精，上归于肺……水精四布，五经并行。”中医认为，食物进入胃以后，由胃进行磨化腐熟，初步消化食物，将其变成食糜，然后由脾进行消化、吸收，化生为精微营养物质。由脾气帮助使精气上归于肺，由肺布散到全身各部以滋养脏腑、器官。

脾的运化水谷精微功能旺盛，才能为化生精、气、血、

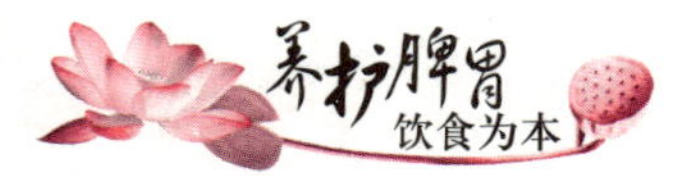

津液提供足够原料，最终才能使脏腑、经络、四肢百骸以及筋肉、皮毛等组织得到充分的营养。所以当脾气健运时人的消化功能就好，表现在外就是肌肉丰满、精力充沛等。若脾气虚弱、脾失健运时就必然出现食少纳呆、食后腹胀等症状。久之还会出现全身乏力、肌肉消瘦、精神不振等。

● 脾能运化水液

中医常说：胃主受纳，脾主运化。脾的运化功能可分为运化水谷和运化水液两个方面。脾的运化水液的作用非常重要，是指脾对人体内水液的吸收、转输、布散和排泄、代谢平衡的作用。进入人体内的水液，需经过脾的运输转化，气化成为津液，并输布于肺，通过肺的作用而布达周身脏腑器官，发挥其濡养、滋润作用。另一方面，脾还要将全身各组织器官代谢后多余的水液，及时地输送到相应的器官（如肺、肾、膀胱、皮毛等），变成汗和尿液被排出体外，也就是说，“一进一出”都是脾的职责。所以说，在水液代谢的整个过程中，脾都发挥着重要的枢纽作用，促进着水液的环流和排泄。

● 脾气主升

脾气主升，即脾气的功能特点以向上升腾为主，它包括两个方面的内容：一是脾主升清。

升清即升精。将水谷精微上输于肺，通过肺的作用生成宗气，以营养全身。

“升”是指脾的运化功能而言，“清”泛指精微物质。因为脾气能将饮食的精微津液上输于肺，再由肺到心，以生化气血，营养脏腑。这种运化的特点是以上升为主的，故称“脾气主升”。而上升的主要物质是水谷精微，所以又称“脾主升清”。

人体中的气和液，有清浊之分。脾的升清功能正常，则各脏腑、组织、器官得到足够的物质营养，功能活动才能强健。若脾的升清作用失职，则会出现头晕、目眩等症状。如果清阳不升，或者清浊不分就会出现遗精、带下、腹胀、腹泻等。

脾气主升的另外一层含义是维持人体各脏器的正常位置，

即升举。人体的脏器在体内都有固定的位置，如肾位于两侧腰部，胃位于脘部，子宫位于下腹部等。中医学认为，脏腑之所以能固定于一定的部位，全赖脾气主升的生理作用。这是因为，支持和固定这些内脏的肌肉、韧带、筋膜，也要依靠脾运化生成的水谷精微的充养，才能强健有力。

脾气健旺、升举功能正常，才能维持脏腑的恒定位置及正常的生理功能。若脾气不升反而下陷，脏腑器官的位置就有可能发生改变。如胃下垂、脱肛、肾下垂、子宫下垂等。

● 脾主统血

统是统摄、控制的意思。“脾主统血”是指脾能统摄、控制身体中的血液，使之正常地在脉内循行。脾统血的机制，实际上是脾气对血液的固摄作用。因为脾为气血生化之源，脾气旺盛，就能保证体内气血充足，气能摄血，这样，血液就能在脉道内运行。若脾气虚弱，统血功能失职，血液运行将失其常规而逸出脉外，以致出血，如便血、尿血、皮下出血等。中医学习惯将这些因脾虚而引起的出血病证称为“脾不统血”。

● 脾主肌肉、四肢

脾主肌肉、四肢是指脾供给四肢、肌肉正常活动的营养。人体肌肉之所以能强壮丰满，四肢活动有力，主要是依靠饮食所化的“精气”的充养。这种“精气”经过脾的转输到达四肢百骸。所以，肌肉是否发达，四肢是否灵活都有赖于脾。脾气健运则机体肌肉丰满，四肢活动有力；脾气虚弱则面黄肌瘦、四肢无力，甚至萎软不用。

● 脾喜燥恶湿

脾之所以喜燥恶湿，这与其运化水液的生理功能密切相关。脾和胃在五行中都属土，但按阴阳来分类，脾为阴土，胃为阳土。脾的阳气易衰，阴气易盛，脾又主运化水液，故湿邪侵犯人体，最易伤害脾阳。因为脾喜燥恶湿，所以要注意不吃过于生冷黏腻之品，以防碍胃困脾。

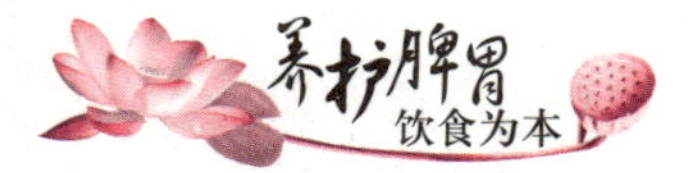

胃为“水谷之海”

“胃者，水谷之海，六腑之大源也”，这是我们祖先对胃的功能的总结。胃有接受、容纳饮食物及初步消化的功能，胃将受纳进来的饮食物，经初步消化，下降传送于小肠，并促进小肠和大肠将食物残渣下输，以传送糟粕，这依赖于胃主通降的功能。

● 胃主受纳、腐熟水谷

受纳是接受和容纳的意思。腐熟是饮食物经过胃的初步消化，形成食糜的意思。饮食入口，经过食管，容纳于胃，故称胃为“太仓”、“水谷之海”。机体的生理活动和气血津液的化生，都需要依靠饮食物的营养，故又称胃为“水谷之海”。

容纳于胃中的饮食水谷，经过胃的腐熟后，下传于小肠以进一步消化吸收。如果胃的这一功能发生障碍，可出现食欲不振、食少、消化不良、胃脘胀痛等。

胃的受纳、腐熟水谷功能必须与脾的运化功能相配合，故脾胃对饮食水谷的消化吸收功能直接体现在“胃气”。胃气的盛衰有无，直接关系到人体的生命活动及其存亡。

● 胃以通降为和

饮食物经过胃的受纳腐熟后，必须下行而入小肠，以便进一步消化吸收。所以说，胃主通降，以降为和。在中医藏象学说中，胃的通降作用，还包括了小肠将食物残渣下输于大肠，以及大肠传化糟粕的功能在内。若胃失和降，就会影响食欲，出现口臭、脘腹胀满或疼痛等；胃气上逆则出现嗳气吞酸、呃逆、恶心、呕吐等。

● 胃喜润恶燥

“喜”就是喜好的意思，“恶”就是讨厌、畏惧的意思。胃为阳明燥土之腑，易阳亢而燥热，需要津液源源不断地加以滋润，才能维持其正常功能。如果津液不足，胃失润养，就易发生各种病变。

脾胃健运是保持健康的根本

人以水谷为本，胃主受纳水谷，脾主运化精微物质。在没有出生之前，是由先天之肾精为胎儿生长发育供应营养物质的。出生后，所有的生命活动都有赖于后天的脾胃摄入营养物质的供给。

● 长寿与元气盛衰有密切关系

中医认为，元气是生命之本，是生命之源，元气充足则健康，元气受损则生病，元气耗尽则死亡。人的健康长寿与元气的盛衰有紧密的关系，而元气的盛衰取决于先天禀赋和后天脾胃运化的水谷精微，也就是说，脾胃健康才能保证元气得到不断地充养。

● 养脾胃就是养元气

中医里有一句话，“养脾胃就是养元气”，“元气之充足，皆由脾胃之气无所伤，而后能滋养元气；若胃气之本弱，饮食自倍，则脾胃之气既伤，而元气亦不能充，此诸病之所由生也。”

金元四大家之一的李东垣在长期医疗实践中总结出“脾胃乃人体诸气之源”的观点。“夫元气、谷气、荣气、清气、卫气、生发诸阳上升之气，此数者，皆饮食入胃上行，胃气之异名，其实一也。”他认为元气虽然来源于先天，但又依赖于后天水谷之气的不断补充，才能保持充盛和生命不竭。同时，脾胃为人体气机升降的枢纽，精气输布依赖于脾气之升，湿浊排出依赖于胃气之降。

人的脾胃出问题了，元气就会衰弱；元气衰弱，人就会体弱多病。脾胃健运则元气生化不绝，因此人体元气充实与否关键在于脾胃功能的强弱。可见，脾胃健运是人们健康长寿的基础。脾胃健康是决定人寿命长短的重要因素。

脾胃受伤，则五脏损

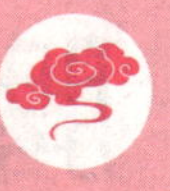

明末的医学家孙文胤在《丹台玉案·脾胃门》中指出：“脾胃一伤，则五脏皆无生气。” 因为人体功能活动的物质基础，如气血、津液、精髓等都化生于脾胃。而脾与胃又居于中焦，是气机升降的枢纽，其升降影响着各脏腑的气机升降，脾胃协调可促进和调节机体新陈代谢，保证生命活动的协调平衡。

● 脾胃与肾

中医认为，肾为先天之本，是生命的源动力。而脾为后天之本，脾和肾在生理上相互滋生、相互促进、相互为用。脾阳根于肾阳，肾中精气亦有赖于水谷精微不断充养，才能保持旺盛。

肾藏精，可以分为“先天之精”和“后天之精”，“先天之精”来源于父母，“后天之精”全赖脾胃运化的水谷精气所滋生。肾的精气强弱与脾胃是否健康、能否提供充足的营养滋养肾脏有关。所以脾虚的人往往肾也虚。而脾胃健旺，水谷精微充足，就能不断滋养于肾，使肾中精气盈满。如果脾胃虚弱，肾中精气不足，就会导致肾虚。

● 脾胃与肝

脾与肝也有着非常密切的关系。肝藏血，脾统血，主运化，以生化血液。如果脾胃虚弱，就会影响生血功能，造成肝藏血不足，出现眩晕眼花，视力减退，指甲没有光泽，肢体麻木，耳鸣失眠，妇女月经失调，经少色淡或闭经等。另外，脂肪肝产生的根源也在于脾胃不能正常消化食物，使得代谢产物处理困难，堆积在肝脏里，从而影响肝的供血和其他功能。

● 脾胃与心

心在脏腑中地位最高，它是“君主”，主导和统率全身各脏腑功能活动，也包括脾胃。人的食欲好坏受情绪的影响很大。想不想吃饭，食欲好不好，要由心来发出讯号。反过来说，脾胃的功能也影响着心，作为主管“粮仓”的“后勤部长”，如果“国库”空虚，“君主”和“百姓”就都没有粮食吃了，整个身体也就垮了。

另外，中医里有句话叫“胃不和则卧不安”，就是说脾胃不和，睡眠也不好。比如晚上不吃东西，到了半夜就会饿得心神不宁，睡不着觉；同样，晚上吃多了，直接上床睡觉，这时胃主受纳、脾主运化的功能就受到了影响，也会扰动人的心神，人就睡不香了。

心还有主血脉的功能，脾则能统血，它让血液老老实实待在脉里，不能溢出脉外。因此说，脾气健旺，则血液充足而心有所主。

从五行角度来看，心与脾是母子关系，心属火，脾属土，心火生脾土。一旦心阳不振，就可能会影响脾胃的运化，导致痰饮内停，会发生心悸、气短、胸闷、憋气、腹痛、腹泻等问题。反过来说，心主血，血的来源在于脾胃，如果脾胃的运化失常，不能益气生血，则心失血养，继而引发各种病变。

● 脾胃与肺

肺主气，全身的气都是由肺来主持和管理。而肺所需要的津气，全赖于脾胃水谷精微所转化。因此，肺的津气盛衰取决于脾胃的强弱。脾胃虚最先影响肺。脾胃虚的人往往会导致肺气虚，其表现是容易患感冒和其他呼吸系统疾病。

● 脾胃伤，五脏损

脾胃居中焦，是脏腑的中心，脾胃和其他脏腑有着非常密切的关系，脾胃一旦受伤很容易影响其他脏腑。脾胃运化功能健旺，则气血充盈，营养五脏，脏腑功能才能强盛；脾胃受损，则气血生化之源匮乏，导致五脏失养，气机失调，变生各种疾病，正如明代医学家张介宾所说：“善治脾者，能调五脏，即所以治脾胃也。能治脾胃，而使食进胃强即所以安五脏也。”

脾胃功能的强弱直接影响着人的身材

肥胖是很多女性朋友都很在意的问题。随着生活水平的提高，很多男士也开始为日渐发福的身体担忧起来。因为肥胖不仅仅关乎美丽，更和健康密切相关。

● 脾胃如何影响身材

当你看到一个长得白白胖胖的人，你一定会觉得这个人的胃口一定很好。其实未必，很多人吃得并不多，可是体重却总是居高不下。肥胖与五脏都有一定的关系，脾胃功能失调，就会影响身体代谢。大部分肥胖者并不只是因为暴饮暴食而发胖。中医认为，有些肥胖是由于体虚造成，而体虚的根源则是脾胃功能减弱。

肥胖者多因脾胃不和而导致气虚，气虚会导致新陈代谢减慢，机体活力减弱，从而消耗能量的能力减低。正常情况下食物入胃经过初步消化，然后精微营养部分被脾运走，上输给肺。肺朝百脉，通过血液将精微润养五脏六腑。如果脾胃功能衰退，脾失去健运，就会使得吃进去的营养物质堆积在身体内形成肥胖，同时五脏六腑也得不到滋养。

● 肥胖者体内多痰湿

肥胖与痰湿有很密切的关系。元代医学家朱丹溪曾说过："肥人多湿"、"肥人多痰"。痰湿的产生无外乎有两个原因：一是饮食不合理等造成；二是脾失健运，脾喜燥恶湿，如脾虚中阳不振，运化失司，则水湿凝聚不化久滞而成痰。

另外，长期的饮食不节，也会导致脾胃运化失调，以致摄入的水谷精微不能转化成身体需要的能量，而是转化成痰湿，淤积在体内，从而形成肥胖。

脾虚型肥胖的表现

有的人虽然吃了很多东西，但脾运化的能力太弱了，无力将食物转化成营养精微，只是一味地在体内堆积，当身体需要能量时，它们不但不会化成气血供身体使用，相反，还会阻碍生成新的气血。久而久之，身体变得越来越胖，即便吃很少的东西，也无法减轻体重，或者是收效甚微。上述就是脾虚型肥胖的表现。一般来说，这种脾胃失调所致的肥胖者多为痰湿体质。这种人除了大腹便便外，还表现为爱出汗，且多黏腻；平时感觉肢体酸困沉重，浑身不舒服；有时还会感觉头晕、胸闷、心悸、胸腹胀满。观察这些人的舌头，舌体多胖大，舌边有齿痕，舌苔厚腻或白滑，脉象濡滑。

综上所述，如果饮食正常而出现肥胖，多半是因为脾胃出了问题，这时候最重要的是调理好脾胃功能。至于如何调理，在后面的章节会有详细的介绍。

⇨ 脾胃虚弱导致瘦弱

现代女性都以瘦为美，但是太瘦的人也会没有美感。脾胃虚弱的人往往因为不能很好地吸收饮食中的精微而显得瘦弱、苍白。

中医认为，“脾主肌肉”，人的肌肉、脂肪要靠脾胃所化生的水谷精微来充养，脾胃健运，肌肉、脂肪才会增加，身材才能丰满。

一般来讲，因为脾胃虚弱造成的消瘦表现为：多食不胖，饭量正常但长期消瘦。

⇨ 胖人也可能脾虚

肥胖的人大多体质虚弱，而体虚是脾胃功能降低导致的。因为体虚会导致新陈代谢减慢，使人体消耗营养的能力减低，以至于多余的营养在体内堆积形成肥胖。

脾胃健康一点通

脾胃虚弱型肥胖者的日常保健

日常饮食中要多吃健脾养胃的食物，如薏苡仁、山药、大枣及各种豆类食物。坚持体育锻炼。还可取中脘穴、天枢穴、丰隆穴进行日常保健按摩或者艾灸。每次按摩3~5分钟，艾灸每穴15分钟左右。还可配合摩腹法，不仅可健脾开胃，还有助于瘦身。

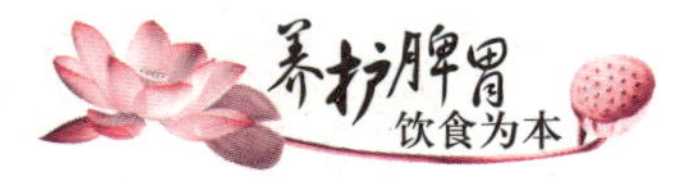

调理好脾胃才能拥有“好面子”

很多女性朋友为了留住青春，让自己变得更美丽，可谓是费尽心思，四处寻找所谓的“灵丹妙药”，甚至不惜花高价买各种美容保健品和护肤品。其实，女人美丽最根本的保障就是充足的气血。

● 脾胃健则气血足

气和血是人体生命活动的基础，气是血的统帅，推动着血液的正常运行；血为身体提供必要的营养，促进气的生发。也就是说，气血充足，才能滋养五脏和身体发肤。

要让身体保持充足的气血，养护脾胃是最关键的。胃是水谷之海、仓廪之官，且为多气多血之腑，而脾是主运化的，负责将胃中的“水谷”运化为“精微”，营养精微通过脾的运化，输布于全身。所以，只有脾胃功能正常，才会气血旺盛，面色红润，肌肤也有很好的弹性。

● 气血足则容颜美

容颜的改变与气血的盛衰变化有着非常密切的关系。人在年轻的时候，气血旺盛，容颜也靓丽；到了老年，气血亏虚，身体也变得老态龙钟了。反过来说，如果你的气血亏虚，那么就会出现未老先衰。即使用高级的化妆品、天天去做美容，也不会从根本上改善。而女性的月经、怀孕、分娩、哺乳这些生理活动，都需要依靠脏腑、经络、气血的共同作用来完成。都会不同程度地消耗身体的气血，所以女人更容易出现气血亏虚的状况。

女性脾胃虚弱，还会引起很多妇科疾病，影响身体健康，也就无法保持女性的美丽。所以，女性要想容颜靓丽，养护脾胃是非常关键的。

【第二章】

调养脾胃，合理饮食最重要

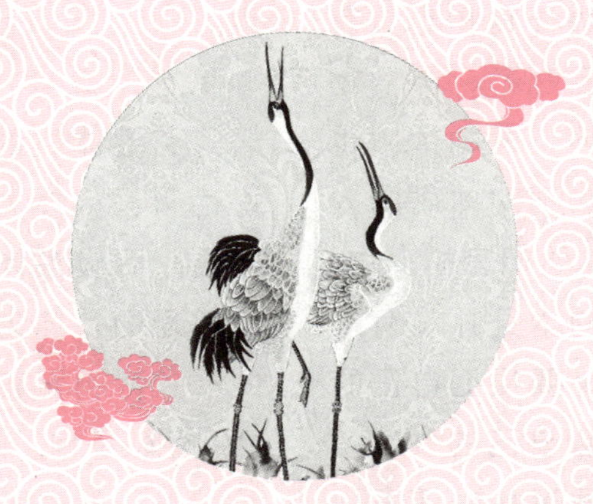

俗话说“十人九胃病”、“人吃五谷杂粮，孰能无病”。脾胃的重要功能是消化食物，吸收营养，并将食物中的精华转化成气血，以供人体使用。饮食入口，首先影响的就是胃。胃每天不停地运作，生活中的饮食不节、过食肥腻、忧思过度、偏食偏嗜、饥饱失调等不当的行为、习惯都可能伤及脾胃。所以，调理养护脾胃，首先要从合理饮食入手。

吃对食物养脾胃

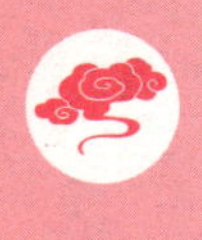

要使脾胃健运，最好的方法就是给它对的食物、好的食物以及脾胃“喜欢”的食物。那么脾胃健康到底要吃什么样的食物呢?

● 根据自身体质选择食物

古代医学家将中药的“四性”、“五味”理论运用到食物之中，认为每种食物也具有“四性”、“五味”。与食物的四性五味相应，人的体质也有不同的属性。不同体质的人应选择和自身体质相宜的食物。也就是说，食物本身并没有好坏之分，关键是要根据自己的体质来选择适合自己的食物。要了解自身体质可从生活表现来判断，人的体质一般可分成六类。

⇨ 寒性、热性体质

寒性体质的人行动往往比较迟缓，表现为萎缩、衰退、无力等状态，日常生活中可见口不渴且喜欢热饮，尿量多且颜色清淡，女性生理周期较迟以及神情淡漠等表现。

热性体质者容易有紧张、兴奋、亢进等状态，日常生活中可见有口渴，喜欢冷饮，尿量少且呈黄赤色及便秘等表现。

⇨ 实性、虚性体质

实性体质的人中气十足，讲话有力，体力充沛，抵抗力较强；而虚性体质的人讲话时就较无力，体力虚弱，有自汗的现象，肠胃容易有泄泻症状且脸色较苍白。

⇨ 燥性、湿性体质

燥性体质的人体内水分不足，容易口渴，干咳，便秘，女性则月经量较少；湿性体质的人则是体内水液积聚，容易有水肿，腹鸣，痰多或便溏等症状。

了解了自己的体质特点就要有针对性地选择或避免一些食物。如内热重的人应选平性或寒凉性的食物，而脾胃虚寒的人最好选择温热或平性的食物。平性的食物则无论什么体质都可以食用。

● 了解食物的属性

从食物的属性上来说，可分为寒、热、温、凉、平五种。《神农本草经》中记载："疗寒以热药，疗热以寒药。"意思是说中医在辨证论治过程中，寒证要以温热性药物进行治疗，热证则要选择寒凉性药物进行治疗。在了解了自身体质后，日常饮食上就要格外注意了，要选择与自身体质相对应的食物进行调补，才能达到防病养生、缓解不适的目的。

中医认为，寒凉性的食物具有清热泻火的作用，如绿豆、芹菜、西瓜、丝瓜、鸭肉等，对阳气旺盛、内热偏盛的人非常适宜；而羊肉、狗肉、辣椒、生姜、茴香、砂仁、肉桂、红参、白酒等热性或温性的食物，有温中、散寒、补阳、暖胃的功效，适合寒性、虚性体质的人食用。另外，平性食物介于寒凉与温热之间，具有健脾胃、补益身体的功效，大多数人都适合食用。

日常食物属性一览表

粮食类	温热性	面粉、高粱、糯米、籼米
	寒凉性	荞麦、小米、大麦、青稞、薏苡仁、绿豆
	平性	粳米、燕麦、玉米、红薯、赤豆
蔬菜类	温热性	扁豆、青菜、黄芽菜、芥菜、香菜、辣椒、韭菜、南瓜、蒜苗、大蒜、大葱、生姜、刀豆、白扁豆
	寒凉性	芹菜、冬瓜、生藕、生白萝卜、苋菜、黄瓜、苦瓜、茄子、丝瓜、茭白、慈姑、紫菜、金针菜（干品）、海带、竹笋、冬笋、菊花菜、蓬蒿菜、马兰头、土豆、绿豆芽、菠菜、油菜、蕹菜、莴笋
	平性	卷心菜、番茄、豇豆、四季豆、芋头、鸡毛菜、花椰菜、黑木耳、银耳、山药、松子仁、芝麻、胡萝卜、洋葱、蘑菇、香菇、蚕豆、花生、毛豆、黄豆、黄豆芽、豌豆

续表

肉类	温热性	羊肉、狗肉、黄鳝、鸡肉、河虾、海虾、鹅蛋、猪肝
	寒凉性	鸭肉、兔肉、河蟹、螺蛳肉、田螺肉、牡蛎肉、鸭蛋、蛤蚌
	平性	猪肉、鹅肉、牛肉、鲤鱼、青鱼、鲫鱼、鲢鱼、鳗鱼、鲥鱼、黄花鱼、带鱼、鲍鱼、泥鳅、海蜇、鸡蛋、鸽蛋、鹌鹑肉、鹌鹑蛋、海参
奶及奶制品、大豆及大豆制品	温热性	羊奶
	寒凉性	马奶、豆腐
	平性	豆奶、豆制品、牛奶、奶酪
水果类	温热性	荔枝、龙眼、桃、杨梅、杏、橘子、樱桃
	寒凉性	香蕉、西瓜、梨、柑子、橙子、柿子、甘蔗、柚子、山楂、芒果、猕猴桃、罗汉果、桑葚、枇杷、杨桃、香瓜、生菱角、生荸荠
	平性	苹果、葡萄、柠檬、乌梅、橄榄、李子、酸梅、海棠、菠萝、石榴、无花果
干果类	温热性	栗子、核桃、葵花籽、荔枝干、桂圆
	平性	花生、莲子、芡实、榛子、松子、百合、杏仁、大枣、南瓜籽、西瓜籽、芝麻、橄榄
调味品	温热性	酒、醋、酒酿、红糖、饴糖、芥末、茴香、花椒、胡椒、桂花、红茶、咖啡
	寒凉性	酱、豆豉、食盐、绿茶
	平性	白糖、蜂蜜、可可

五味入五脏，甘甜食物最益脾胃

中医的归经理论认为，“五味入口，各有所归”，这个“归”是指五味在进入人体后喜欢进入哪个脏器，具体来讲就是辛入肺、甘入脾、酸入肝、苦入心、咸入肾。甘入脾，也就是说脾对应甘味，甘甜味偏于入脾。

何为甘甜食物

中医所说的甘味食物，不仅指食物的口感有点甜，更主要的是它具有补益脾胃的作用。《黄帝内经》中反复强调“甘入脾”，也就是说脾主甘味，因此脾气虚时，适当多吃点甘味食物，可补益脾胃。

五谷杂粮中，性温味甘的食物首选谷类，如糯米、黑米、高粱、黍米、燕麦。

蔬果中也有很多甘味食物，如刀豆、南瓜、扁豆、红枣、核桃、栗子、土豆、白薯、芋头等。

春季食甘最益脾胃

就季节而言，春季食甘，是养脾的最好季节。春季阳气生发，人体腠理疏松，阳气易外散发泄，加上气候转暖，人体活动容易出汗，耗伤津液，所以应及时食用甘味食物，以滋养机体，固护脾胃之阳气。唐代医药学家孙思邈在《备急千金要方》中说：“春七十二日，省酸增甘，以养脾气。”春季饮食应少酸味，多甜味，以养脾脏之气。宜多吃大枣、山药、藕、莲子、百合、芋头、萝卜、荸荠、甘蔗、豌豆苗、茼蒿、荠菜、春笋、韭菜、香椿等健脾养胃的食物。

甘甜食物也有别

脾为后天之本，是血液生化之源，人体各脏腑组织器官都要依赖脾脏所生化的水谷精微来濡养。

在现实生活中，甘味食物有很多，像蜂蜜、糯米等，都有很好的养脾胃作用，且此类食物便宜、易得，居家可经常食用。

当然，不论是甘味食物，还是甘味药物，也需辨证对待，体质不同选择不同。

中医认为，“甘味”还可分为“甘温、甘热”和“甘寒、甘凉”这四种类型。

⇨ 性平的甘味食物

大米、玉米、南瓜、黄豆、猪肉、鸡肉、鲤鱼、花生、山药、胡萝卜、大白菜、青菜、豇豆、土豆、芋头、香菇、蜂蜜等食物。

⇨ 性温、性热的甘味食物

糯米、燕麦、牛肉、羊肉、乌骨鸡、蚕蛹、海马、羊奶、鳝鱼、淡菜、鲢鱼、带鱼、桃子、核桃仁、樱桃、红糖等。

⇨ 性凉的甘味食物

小麦、大麦、荞麦、薏苡仁、绿豆、鸭肉、兔肉、马奶、苹果、茄子、金针菜、豆腐、藕、丝瓜、黄瓜、冬瓜、金针菇等食物。

⇨ 性寒的甘味食物

螺蛳、乌鱼、香蕉、桑葚、西瓜、荸荠、空心菜等。

● 过食甘甜食物也有害

适当吃甘味食物可养脾，但是过食则会伤脾。甘味食物吃得太多，最容易出现的问题就是“脾瘅”。什么是“脾瘅”？

脾瘅即脾热，也就是说吃多了甘美的食物，容易壅滞脾气，使脾气久郁而化热。这种脾热，最早是灼伤胃阴出现“三多一少（多食、多饮、多尿、体重减轻）”，到后来就有可能发展为糖尿病了。

脾胃健康一点通

有益脾胃的甘味食物——红枣

红枣是有益脾胃的甘味食物之一，每日吃红枣7颗，或与党参、白术共用，能补中益气、健脾益胃，达到增加食欲、止泻的功效；红枣和生姜、半夏同用，可治疗饮食不慎所引起的胃炎，症见胃胀、呕吐等。

要想脾胃好，主食不可少

《黄帝内经》指出：“五谷为养，五果为助，五畜为益，五菜为充”，其中所说的五谷，指的是人们作为主食来食用的粮食。《黄帝内经》中用一个“养”字来说明五谷的作用，体现了古人的养生观念中对主食的重视。

主食是身体的必需品

“五谷为养”的观点，是在长期的生活实践中总结出来的，有了粮食和水，才能保证人们的生存。现代医学研究发现，粮食中几乎包括了所有人体生长发育所需要的基本营养，其中含量最多的是碳水化合物，水解后能够释放出能量以维持人体的各项生理活动，是人类生存的基础物质。

主食包括谷类、薯类及杂豆食物。其中，谷类包括米、面、杂粮，薯类包括土豆、甘薯、木薯等。成人每人每天应该吃150~750克主食，因个人的劳动量、体重、性别、年龄而异。例如，工人劳动量大，一天要吃750克；工作量较轻的女性，每天150~200克就够了。

主食是气血的主要来源

气血流通是人体正常的生理功能，只有气血充盈，生命活力才能旺盛，身体才会强壮。中医讲，脾胃是化生气血的源头，食物是补益气血的主要原料。反过来，气血也能支持、供养、调节脏腑的功能活动。如果我们的气血受损，就会影响到脏腑气机的运行，脾胃升降及其枢纽作用也会受到抑制，进而清阳之气不能散布，后天之精不能归藏，饮食水谷无法摄入，废浊糟粕无法排出，继而可产生多种病症。因此，想要脾胃健康、身体健康，先要补养好气血。

什么样的食物才能补气血呢？《素问·平人气象论》中指出："人以水谷为本，故人绝水谷则死，脉无胃气亦死。"就是说，人的生命以饮食水谷为根本，所以当断绝饮食水谷时，人就会死亡。这里的"水谷"，就是我们平时吃的主食，即五谷杂粮！粮食是植物的种子，可以说是最精华、最有生气的部分，也是最有助于生成气血的。

然而现在有很多人觉得吃蔬菜和肉食就已经够了，没有必要吃太多的主食。宴会聚餐时，最常见的现象就是只吃菜不吃饭。直到酒足菜饱，才想起来是不是上点儿主食。结果酒菜早已占满了肚子，上了主食也吃不了几口。长此以往，脾胃会受伤害。

有的女性朋友们为了保持身材甚至不吃主食。这样做会对脾胃造成很大的伤害。

● 主食以清淡原味为佳

主食应力求制作简单，将主食做成各种精制的面点，虽然满足了人们口感和口味上的追求，但是却不知不觉地增加了脂肪、盐、糖的吸收。

主食最好能粗细搭配，如全麦面包、荞麦面条，也可以用黑米、小米、燕麦、大米制成混合米饭等。这些粗杂粮的主食含有较多的B族维生素、矿物质和膳食纤维，对缺少膳食纤维、富含蛋白质和脂肪的节日饮食是很好的调剂和补充。而炸麻花、炸年糕、炸春卷和蛋糕等食物的脂肪和热量含量较高，多吃往往会导致体重增加，对健康无益。

● 粗细粮、主副食合理搭配

另外，不要只吃过度加工的"精米白面"，选购标准米、标准粉，更加符合人体健康的需求。餐桌上也应粗细搭配，品种多样，喜食精米白面的家庭不妨添点儿粗粮和杂粮。在一顿饭中，主食的总量要占1/2，也就是一半主食、一半菜肴。这样吃下去的五谷杂粮才能给身体提供足够的生成气血的原料，保持体内的气血阴阳平衡。

饥饱无常最伤脾胃

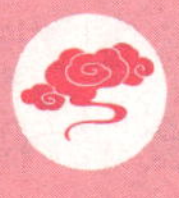

食物转化为人体可以利用的气血津液，要以食量适度为前提，长期的饮食过多或过少都会对脾胃造成伤害。很多人由于工作等原因，往往是饥饱无常，有时候忙得吃不上饭，一饿一整天。有时候在自助餐厅一坐就是两三个小时。这样的状态持续时间长了，脾胃必然出问题。

饮食过饱脾胃伤

“胃为水谷之海”，水谷经过胃的腐熟作用，可以变成精微物质，经过脾的运化，供应全身，能够化生血液，也能够形成五脏六腑之精。但胃对于水谷的容纳、消化，脾的吸收、转运都是有限度的。如果超过一定量的暴饮暴食，超出了脾胃应有的腐熟运化能力，食物在胃肠内长久地停滞，就会损伤胃肠的消化传导功能，出现胀满不适，不想进食，甚至恶心、呕吐。前人在长期的生活实践中已经认识到饮食过饱的危害，《素问·痹论》说“饮食自倍，肠胃乃伤”，强调过饱会影响肠胃功能。《养生四要·卷一》说：“凡有喜食之物，不可纵口，常念病从口入，惕然自省。如上古之人，饥则求食，饱则弃余可也。苟不知节，必餍足而后止，则气味之偏，克其中和之气。传化之迟……为辟为满为痛。”

长期暴饮暴食，就会导致脾胃气虚，稍进食生冷、寒凉、油腻、坚硬食物，就会出现消化不良、胃痛、腹泻、腹胀、倦怠、乏力等。儿童可见食积化热，酿成疳积，表现为食欲不振、面黄肌瘦、脘腹胀满、手足心热、心烦易哭等症。成年人长期饮食过量，阻碍肠道气血运行，可引发痔疮等疾病。

此外，人体胃黏膜上皮细胞寿命较短，每2~3天就应修复一次。如果上顿还未消化，下顿又填满胃部，胃始终处于饱胀状态，胃黏膜就不易得到修复的机会，胃大量分泌胃液，会破坏胃黏膜屏障，产生胃部炎症，出现消化不良等症状。长此以往，还可能发生胃糜烂、胃溃疡等疾病。

忌长期过饥

随着物质生活水平的提高，真正因为食物匮乏而造成长期过饥的情况已经非常少见，但因为主观上不愿意进食而造成的过饥则有逐渐增多的趋势。我们经常可以遇到出于减肥或控制身材等目的而长期处于饥饿状态的人。

脾胃不喜欢暴饮暴食，也不喜欢长期饥饿。前面多次提到，饮食五味可以养五脏之气，是维持生命活动的物质基础。饮食是化生精气津液的原料，而精气津液又是维持生命活动的基本物质，所以如果长期处于过饥状态必将导致疾病发生。

“七八分饱”最养脾胃

饮食要讲科学，食不可求饱，也不可过饥。“常吃七八分饱，延年又益寿”，那究竟吃到什么程度才算正好呢？这“七八分饱”的尺度到底如何拿捏呢？

其实方法很简单，只要把握好吃饭的时间，最好在感到有点儿饿时开始吃饭，而且每餐在固定时间吃，这样可避免太饿后吃得又多又快。此外，饭前吃些膳食纤维含量高的食物来增加饱腹感，也是控制吃撑的好办法。

⇨ 饭前喝点汤

饭前喝点汤，对健康非常有益，而且有助于减少食欲，因为汤到胃里后，食欲中枢兴奋性会下降，饭量就会自动减少，使饱腹感提前出现。

⇨ 吃完马上离开桌

吃得差不多就赶紧离开餐桌，以免看着桌子上的好东西控制不住食欲，这样肯定就会吃多了。还有的人已经吃七八分饱了，可看到饭菜剩下太浪费了，就又拿起筷子吃起来。岂不知，这一打扫肯定就吃得太饱了。习惯在于坚持，一旦养成了每次只吃“七八分饱”的习惯，将给我们的健康带来一生的益处。

三餐定时最养脾胃

人人都知道，一日三餐很重要。《备急千金要方》说："饮食以时。"意思是说，饮食一定要定时，要有规律，才能使身体及时获得维持生命活动的营养物质。一日三餐吃对吃好，是养脾胃的根本所在。

● 早餐：9 点以前吃

胃经在辰时当令，就是早晨的 7 点到 9 点之间，所以早饭最好是在这段时间吃。胃经以后是脾经当令，脾可以通过运化将食物变成精血，输送至全身。如果早上不吃饭，脾胃就得不到滋养，也没有营养可以输送给五脏，可以说既伤脾胃又伤身体。

● 午餐：13 点以前吃

午餐最好在未时之前（也就是下午 13 点之前）吃完，未时是小肠经当令，是保养小肠的最佳时段。如果在未时之前吃完午餐，可以在小肠活力最旺盛的时候把营养物质都吸收进人体。

午餐以吃七八分饱为宜，并注意搭配，可以多吃蛋白质含量高的肉类、鱼类、禽蛋和大豆制品等食物。另外，还可以多吃些瘦肉、鲜果或果汁等脂肪含量低的食物。

● 晚餐：千万别吃太晚、吃太多

很多人由于工作原因，晚餐要到很晚才能吃。而且由于早上和中午都不能放松地进餐，所以晚上吃得很丰盛，量也很大。胃里还是满满的，就要上床休息，这给脾胃造成的负担是很大的。

从养生的角度，建议晚餐应在酉时（17 点 ~19 点）完成，不要太晚，否则会导致"胃不和则卧不安"。晚餐总的原则是宜少不宜多，可选择一些清淡的食物，如汤粥类的食品，辅以一些小菜。

早餐是一天中最重要的一餐

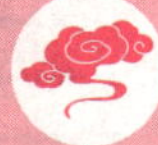

现在有很多上班族为了赶时间，就省下吃早餐的时间。还有的人为了能多睡会儿懒觉而不吃早餐。这样一天两天可能对身体没什么影响，可是如果天天不吃早餐，势必会给健康带来很大的威胁。

● 不吃早餐危害大

即使是在睡眠中，我们的胃也在分泌少量胃酸，到了早上，胃酸的浓度会达到高峰。此时，如果不吃早餐，胃酸没有食物去中和，就会刺激胃黏膜，导致胃部不适，久而久之则可能引起胃炎、胃溃疡。

长期不吃早饭，对身体的损害是非常大的，会最终导致身体的健康水平下降。“脾胃气虚，少气懒言，四肢无力，困倦少食，不耐劳累，动则气短”等，这些都是不吃早餐人群常见的症状。另外，如果长期不吃早餐，人体只得动用体内贮存的糖原和蛋白质，久而久之，会导致皮肤干躁、起皱和贫血等，加速人体的衰老。

还有一个非常严重的危害是早晨空腹时，体内胆固醇的饱和度较高，不吃早餐容易产生胆结石。有些女孩子认为不吃早餐既省事，又可以减肥，其实早饭即使吃得多一点也不容易发胖，因为上午是人体阳气最旺盛的时候，食物很容易被消化。相反，不吃早餐或吃得太简单的人，根本无法提供足够的能量和营养，等到午餐、晚餐的时间，机体对脂肪消耗的能力降低，而又吃进高能量的食物，结果是吃进的能量比消耗的能量多，身体自然易变胖。

● 早餐不但要吃饱，还要吃好

有些人早餐吃是吃了，可是吃得并不好，随便来点馒头、油条什么的，或者一杯牛奶加一个煎蛋，就算是吃了早餐。早餐只吃馒头、面包等主食，或油条等含油脂过多的食物，并不能满足机体对营养物质的需求，同时还会影响消化吸收，使人在上午的工作学习过程中缺乏活力。许多人认为牛奶和煎蛋这一搭配方式，可称之为理想式早餐，而科学研究证实，此二者搭配，蛋白质、脂肪的摄入量虽然充足，但却少了碳水化合物的摄入。

早餐摄入的营养不足很难在其他餐次中得到补充，不吃早餐或早餐质量不好是引起全天能量和营养摄入不足的主要原因之一。合理的早餐结构应该营养均衡，其中蛋白质、脂肪、碳水化合物的比例应该是 12 ∶ 28 ∶ 60，谷类食物在其中所占的比例是最大的。科学的早餐应包括四种类别的食物，它们是：

（1）以提供能量为主的，主要是碳水化合物含量丰富的粮谷类食物，如面包、馒头等。

（2）以供应蛋白质为主的，主要是肉类、禽蛋类食物。

（3）以供应矿物质和维生素为主的，主要指新鲜蔬菜和水果。

（4）奶类与奶制品、豆制品。

如果早餐中上述四类食物都有，则为营养充足的早餐；如果食用了其中的三类，则早餐质量较好；如果只选择了两类或两类以下，早餐质量就较差。

早餐的能量很重要

很多人都在家里放一些零食，以备不时之需。早上起来后，时间紧张，往往顺手拿起零食当早餐。

专家指出，用零食充当每天三餐中最重要的早餐，非常不科学。零食多数属于干食，对于早晨处于半脱水状态的人体来说，是不利于消化吸收的。而且饼干等零食的主要原料是谷物，虽然能在短时间内提供能量，但很快会使人体再次感到饥饿，临近中午时血糖水平会明显下降。时间长了还容易导致营养不足、免疫力下降。

水果早餐缺营养

有的人为了减肥，早餐吃得特别少，甚至仅以一个水果代替。这种早餐既缺乏供给大脑能量的糖原（来自于主食等碳水化合物），又缺乏能使人保持旺盛精力的蛋白质，时间久了会引起多种营养素的缺乏。而且，这种缺乏营养的早餐，很快就会被消化，使胃处于饥饿状态。势必造成中、晚餐吃得过多，不但达不到减肥的目的，还会带来健康隐患。

● 剩饭剩菜不宜当早餐

有些家庭主妇早上经常是把前一天剩下的饭菜热一下，认为这样早餐制作方便，内容丰富，基本与正餐无异，是营养全面的早餐。殊不知剩饭剩菜隔夜后，特别是蔬菜会产生亚硝酸盐（一种致癌物质），吃后会对人体健康产生危害。

早餐要尽量吃新鲜的食物，前一天吃剩的蔬菜尽量别吃。对于剩余的其他食物，一定要保存好，以免变质。食用前要彻底加热。

● 边走边吃不可取

上班一族的早晨都是在匆忙中度过的，尤其是住处离单位远的，早餐往往都在路上解决。小区门口、公交车站附近卖的包子、茶叶蛋、肉夹馍、煎饼果子等食品，是他们的第一选择，买上一份，边走边吃。

边走边吃对肠胃健康极为不利，同时也不利于食物的消化和吸收。如果一定要选择街边摊位食物作早餐，一是要注意卫生，二是最好买回家或者到单位再吃。

● 早餐应该吃“热食”

还有一些人贪图凉爽，尤其是夏天，喜欢用蔬果汁代替热的豆浆和粥，这样的做法短时间内也许不会对身体有什么影响，但长此以往也会伤害脾胃。从中医角度看，早餐应该吃“热食”，才能保护胃气。因为早晨的时候，身体各个系统、器官还未完全走出睡眠状态，这时候如果进食冰冷的食物，会使消化道出现挛缩、血流不畅的现象。早餐可以吃一些热的小米粥、大米粥、燕麦粥，然后再配合一些青菜、面包、水果、点心等。实在是急于上班，也要饮上一杯热牛奶，或是热豆浆等。

慎吃冷食、冷饮，保护脾胃阳气

一到夏天，天气闷热，为了防暑解渴，冷饮就成了人们的首选。尤其是小孩子，对冰糕、冰淇淋等各种冷饮简直爱不释手；大人们也常常将冰镇啤酒、冰镇西瓜等当作“美味佳肴”，甚至有的人连凉开水都不喝，直接从冰箱拿冷水饮用。殊不知冷饮冷食会对脾胃造成极大的损伤。

● 低温食物伤脾败胃

为什么吃凉的饮食会伤脾胃呢？大量的接近0℃的饮料会让胃内的血管剧烈收缩，胃部需要的气血就会急剧增加，要用自身的热量来把冰凉的饮料暖热。这样进食的冷饮多了自然就转化成了寒邪使脾阳受到严重损伤。寒凉不仅伤脾，也能败胃。脾胃一败，饮食消化不良，不仅发生胃寒恶心、脘腹胀满、纳食不香，而且水谷精微等营养物质也得不到输送。特别是一些患有胃肠道疾病的人更应该注意。所以，要科学、合理地吃冷饮。

● 适时、适量吃冷饮

饭前吃冷饮会减少进食量，造成营养摄入不足。饭后立即吃冷饮也不可取，会妨碍正常的消化过程。所以，冷饮最好在饭前或饭后两个小时内少量进食，一次不宜超过150毫升。

● 不宜吃冷饮的几类人

婴儿忌食冷饮，幼儿少吃冷饮。年老体弱、患心血管疾病的人不宜吃冷饮。月经期的女性应避免寒凉食品，否则血遇寒则凝滞，血脉不通畅可引起月经失调、痛经、闭经等问题。妊娠期的女性最好也不要吃冷饮，极易损伤脾胃阳气，使寒气内生，发生腹痛、腹泻等症状。

水果吃不对也会伤脾胃

水果一向被认为是养生保健、美容养颜的必备之品。有些人甚至认为，水果可以不限量吃，甚至可以代替正餐。其实这是一种非常错误的做法，长期下去，还会伤及脾胃。另外，吃水果还要讲究时机，避免错误的吃法，才能养护脾胃，避免脾胃受损。

● 把握好吃水果的时机

因为大部分水果性味偏寒凉，对于老人、小孩或脾胃虚弱者，选择在早餐后2小时食用，如早上10点后人体阳气开始升发时吃，更有利于身体吸收。另外，要注意的是，服药前后最好别吃水果，以免药物与水果的成分发生不良反应。

● 水果虽好不宜吃太多

水果营养丰富又可口，无论男女老少都爱吃。有的女性为达到瘦身的目的，甚至天天以水果充饥。其实水果并不是吃得越多越好。

无论是寒凉性的还是温热性的水果，吃多了都会导致厌食。尤其是儿童，吃过多水果除了引起厌食外，还会引起腹痛或腹泻等。如桃吃多了，可引起发热、腹胀、食欲下降；梨吃多了，可伤脾胃、助寒湿，引起腹泻。

● 忌吃霉变水果

水果开始腐烂后会产生大量毒素，食用后可引起各种消化道疾病。若霉变腐烂或虫蛀面积达到或超过水果的1/3，就要坚决扔掉。

● 忌吃过于冰冷的水果

很多人喜欢吃从冰箱中拿出来的水果，觉得清凉爽口，其实这是一种很伤脾胃的吃法。刚从冰箱里拿出来的水果最好放到与室温相同再吃，以免因过于冰凉刺激到肠胃。特别是肠胃虚弱、对冷食敏感的人更不要吃得太凉，以免影响消化吸收。

细嚼慢咽最养脾胃

《医说》中指出："食不欲急，急则伤脾，法当熟嚼令细。"《养病庸言》中也说："不论粥饭点心，皆宜嚼得极细咽下。"可见，古人早就认识到细嚼慢咽的饮食养生之法。那么为什么要细嚼慢咽，又如何做到呢?

● 吃饭太快增加脾胃负担

现代人吃饭的速度几乎可以用"囫囵吞枣"来形容。什么事情都很重要，所以只好压缩吃饭的时间，搞得吃饭就像打仗一般。很多人吃午饭用的时间连10分钟都不到，试想一下那些没有被充分咀嚼的食物，到了我们的胃里，肯定会对胃造成很大的负担。这也就是为什么许多上班族都有胃胀、烧心、消化不良等胃部不适的原因。可以说，快节奏的生活让现代人的脾胃直接受累。想要减少脾胃的负担，就要细嚼慢咽。

然而很多人会发现，一旦养成吃饭快的习惯，再想慢下来，是一件非常不容易的事情。这里就介绍一些具体的方法，让大家更加容易养成细嚼慢咽的好习惯。

● 用餐时间至少20分钟

有充裕的时间来吃饭，当然是开始学习细嚼慢咽的第一条件，每次最少要准备出20分钟的时间来吃饭。从开始吃饭到20分钟后，大脑才会发出吃饱的信号。如果吃得过快，即使已经吃了很多，大脑却来不及发出吃饱的信号，还没有饱的感觉，就会继续吃且越吃越多，等20分钟左右确实感觉到饱的时候，实际上已经吃得过饱了，长此以往就会给胃造成很大的负担。所以不论是早餐、午餐还是晚餐，即使再忙，也要给自己留出至少20分钟的吃饭时间。

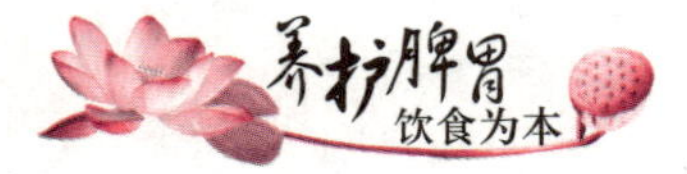

● 每一口都要细细地咀嚼 30 下

细嚼慢咽说起来容易，可是真正做起来的时候却一点都不容易。食物一放到嘴里就急急被咽下去了。你可以采取下面的方法慢慢来养成这个习惯：一开始的时候，可以每吃一口饭，集中注意力在嘴巴的咀嚼上，慢慢地细数 30 下，这需要有些耐心才能完成。习惯了狼吞虎咽，一定会感到非常的别扭，嚼着嚼着就会忍不住把食物吞下去。此时，不要对自己太苛刻，给自己一些时间，用不了多久，你就会发现，你已经将这种简单的进食方法变成一种生活方式了。

● 选择耐嚼或是纤维质丰富的食物

食物的质地也会影响进食速度，要让细嚼慢咽变得容易些，可以先选择一些耐嚼或是纤维质丰富的食物，例如，法式面包、西芹等，利用这些本来就需要多次咀嚼的食物，先培养起食物在嘴中咀嚼的感觉，渐渐地就会改掉狼吞虎咽的毛病了。

● 选择小一点的勺子

把吃饭时原来习惯用的筷子，换成一只小勺子，记住一定要小的，因为一开始不习惯用小汤匙来吃东西，吃饭的速度一定会慢下来。那么就随着这样缓慢的节奏来进食吧，慢慢地吃东西，而且一次只吃进去一小口，你会发现你还没吃多少饭，就已经有饱的感觉了。

另外，细嚼慢咽还有减肥的效果。因为狼吞虎咽往往会饮食过量，过量的部分身体无法有效吸收，就会变成垃圾堆积在体内。想到这里，恐怕很多人都会放慢咀嚼的速度吧。

脾胃健康一点通

小小豌豆养脾胃

豌豆性味甘平，归脾胃二经，常吃能够补中益气、健脾和胃、利小便，适用于气滞、打嗝、胸闷不适等症状。用豌豆熬成粥，可改善脾胃虚弱所导致的食少、腹胀等症状。

【第三章】

常见食材养脾胃

——方便、实惠、效果好

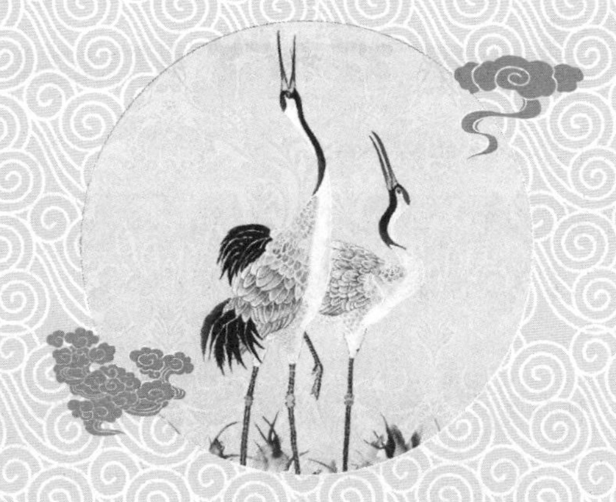

脾胃的主要功能是将水谷转化成精微物质，同时，脾胃也需要食物的滋养。中医讲究药食同源。脾胃由于其特殊的功能，更加需要合理的饮食调养。日常生活中有很多食材对于养护脾胃有很好的效果，甚至对某些疾病还有很好的食疗作用。

谷类

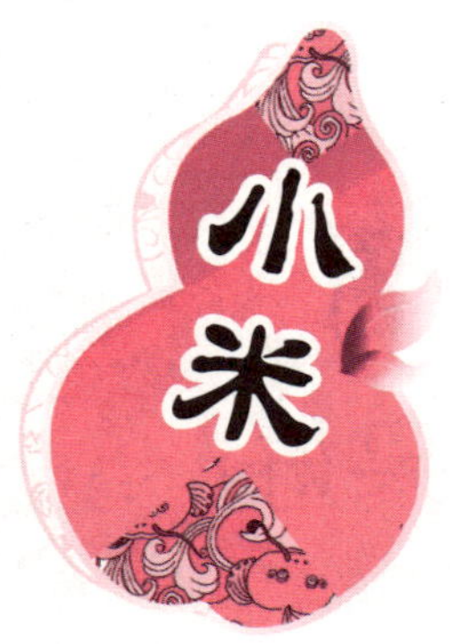

小米

小米是谷类作物“粟”脱壳制成的，因其粒小，故得名。小米入脾、胃、肾经，具有健脾和胃的作用，特别适合脾胃虚弱的人食用。煮小米粥时，待到粥熟后稍稍冷却沉淀，会看到粥的最上层浮有一层细腻的米脂，称为“米油”，具有保护胃黏膜、补益脾胃的功效，所以小米最适合慢性胃炎、胃溃疡患者食用。

养生小档案

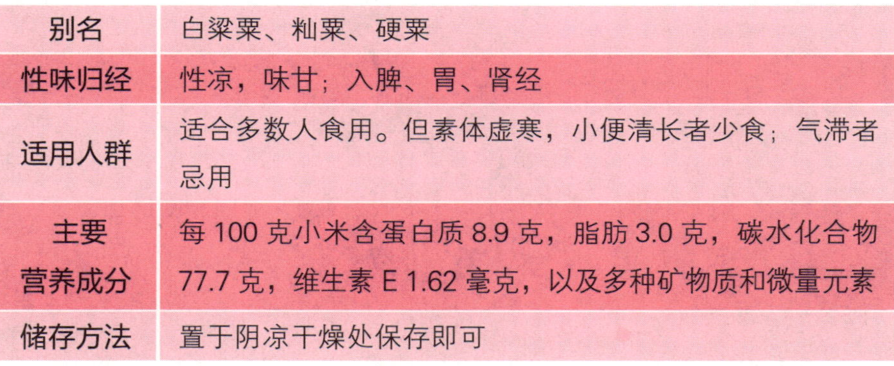

别名	白粱粟、籼粟、硬粟
性味归经	性凉，味甘；入脾、胃、肾经
适用人群	适合多数人食用。但素体虚寒，小便清长者少食；气滞者忌用
主要营养成分	每 100 克小米含蛋白质 8.9 克，脂肪 3.0 克，碳水化合物 77.7 克，维生素 E 1.62 毫克，以及多种矿物质和微量元素
储存方法	置于阴凉干燥处保存即可

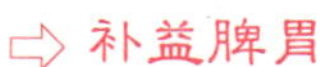

功效妙用

➪ 补益脾胃

《本草纲目》中关于小米有这样的记载：“治反胃热痢，补虚损，开肠胃。”

➪ 补肾

明代名医李时珍就曾经说过：粟（小米）之味咸淡，气寒下渗，肾之谷也。

➪ 养心安神

中医认为，喝小米汤可增强小肠功能，有养心安神之效。因此小米还可作为安眠的食疗保健品，对于那些因胃肠不好导致的失眠，有很好的食疗功效。

养护脾胃私房菜

腊肉小米饭

材料：小米300克，腊肉(生)60克，油菜心20克，盐2克。

做法

1. 将小米淘洗干净，沥干水；油菜洗净，挤去水，切成粒状；腊肉切成小颗粒，放入盘中，备用。
2. 锅中倒入适量水，烧沸后放入小米、腊肉粒、油菜粒、盐，再次烧沸后改用小火焖煮，煮熟后即可食用。

功效：风味独特，具有健脾开胃的功效。

百合小米粥

材料：小米100克，百合30克。

做法

1. 小米淘洗干净，百合洗净。
2. 将小米和百合一同放入砂锅中，加适量清水，熬煮成粥即成。

功效：这款粥具有清热解渴，健胃除湿，和胃安眠等功效。还可防治消化不良、口角生疮和口腔溃疡等病症。

小偏方有奇效

方一：小米150克，陈皮5克，生姜3片。将陈皮、生姜两味加水800毫升，大火煮沸后改小火熬煮30分钟，去渣取汁备用。小米淘洗干净，加入上述药汁，再加适量清水，熬煮成粥，温服。具有健脾益胃、降逆止呕的作用。

方二：小米200克，麦冬15克，大枣5枚。将小米淘洗干净，麦冬、大枣淘洗干净。将以上三者共同放入砂锅，熬煮成粥。有健脾益气、养阴清胃的功效。

食用提示

- ✔ 小米 + 大豆 = 营养互补
- ✔ 小米 + 大米 = 补血养心
- ✔ 小米 + 肉类 = 营养互补
- ✘ 小米 + 杏仁 = 肠胃不适
- ✘ 小米 + 醋 = 降低营养
- ✘ 小米 + 虾皮 = 呕吐

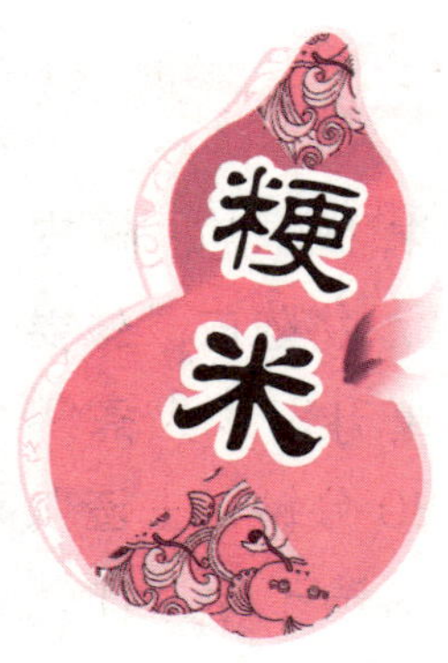

大米分糯米、粳米和籼米。粳米比较粗短，煮的粥饭比较绵软，常见的东北米、珍珠米、江苏圆米都属于粳米。粳米是一种常见的主食，含有大量碳水化合物，约占 79%，是能量的主要来源。粳米常常用来煮粥，其粥有“世间第一补”之美称。

养生小档案

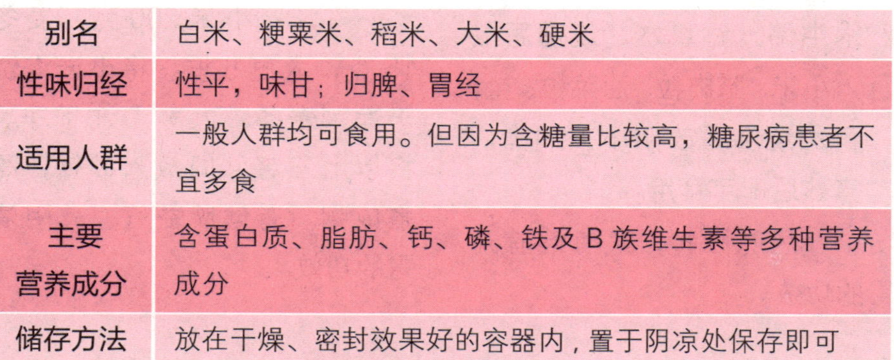

别名	白米、粳粟米、稻米、大米、硬米
性味归经	性平，味甘；归脾、胃经
适用人群	一般人群均可食用。但因为含糖量比较高，糖尿病患者不宜多食
主要营养成分	含蛋白质、脂肪、钙、磷、铁及 B 族维生素等多种营养成分
储存方法	放在干燥、密封效果好的容器内，置于阴凉处保存即可

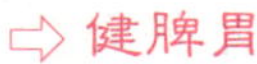

健脾胃

唐代医药学家孙思邈在《备急千金要方·食治》中强调说，粳米能养胃气、长肌肉；《食鉴本草》也认为，粳米有补脾胃、养五脏、壮气力的良好功效。北宋文人张耒在《粥记》中写道：“每日起，食粥一大碗，空腹胃虚，谷气便作，又极柔腻，与肠胃相得，最为饮食之妙诀。”

养五脏、壮筋骨。

《本草经疏》：“粳米即人所常食米，为五谷之长，人相赖以为命者也。其味甘而淡，其性平而无毒，虽专主脾胃，而五脏生气，血脉精髓，因之以充溢，周身筋骨肌肉皮肤，因之而强健。”

养护脾胃私房菜

山药粳米粥

材料： 粳米100克，鲜山药100克。

做法

1. 山药洗净去皮，切小块；粳米洗净。
2. 锅内加入适量水，放入山药、粳米，一同熬粥。

功效： 此粥口感绵软，清香宜人，有健脾养胃的功效。

香菇粳米粥

材料： 香菇20克，粳米50克。

做法

1. 将香菇洗净、去蒂、切碎，和粳米一起放入砂锅中。
2. 加水适量，小火煮成粥。

功效： 可健脾胃，补气虚。

大枣莲子粥

材料： 粳米50克，大枣10个，莲子20克。

做法

1. 莲子用温水泡软、去心；粳米淘洗干净；大枣洗净。
2. 三者同入锅内，加清水适量，旺火煮开后，小火熬煮成粥。根据个人口味调味后早、晚食用。

功效： 养胃健脾，还可防治缺铁性贫血。

小偏方有奇效

方一： 桑葚粥

将煮好的大米白粥、小米粥、麦片粥等白粥，调入桑葚粒和桑葚汁。此方具有通便养胃、滋阴凉血的功效。

方二： 粳米竹沥饮

粳米100克，炒香，加水适量研磨成浆，每次用一半，兑入竹沥汁2匙服用。粳米益脾胃，竹沥清热、除烦渴。可用于胃热口渴、烦闷等症。

食用提示

- ✔ 粳米 + 白扁豆 = 健脾益气
- ✔ 粳米 + 红枣 = 健脾益胃
- ✔ 粳米 + 芝麻 = 防便秘
- ✔ 粳米 + 山药 = 健脾胃
- ✔ 粳米 + 芡实 = 健脾利湿
- ✘ 粳米 + 马肉 = 发瘤疾
- ✘ 粳米 + 碱 = 营养损失

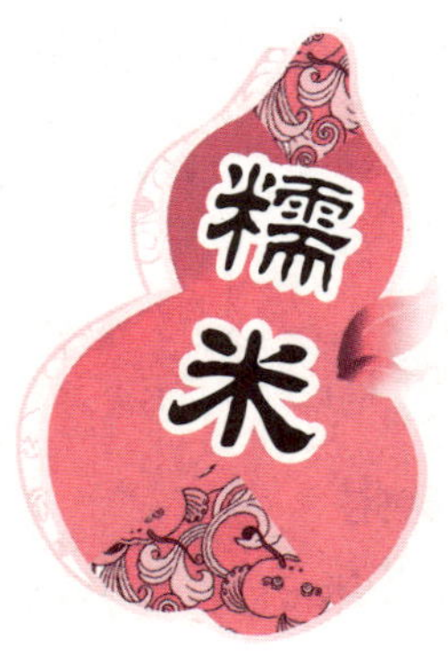

糯米在南方被称为“黏米”，在北方则被称为“江米”。糯米香糯黏滑，常被用来制成风味小吃。

糯米富含各种维生素，其中 B 族维生素含量最高。中医认为其能温暖脾胃，补益中气。对脾胃虚寒、食欲不佳、腹胀腹泻有一定调养作用。

养生小档案

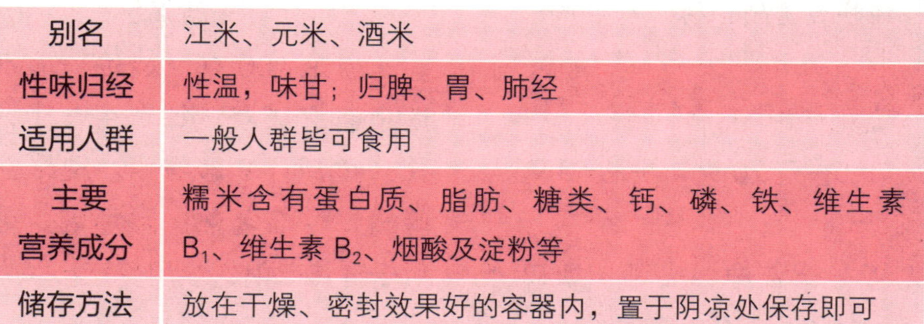

别名	江米、元米、酒米
性味归经	性温，味甘；归脾、胃、肺经
适用人群	一般人群皆可食用
主要营养成分	糯米含有蛋白质、脂肪、糖类、钙、磷、铁、维生素 B_1、维生素 B_2、烟酸及淀粉等
储存方法	放在干燥、密封效果好的容器内，置于阴凉处保存即可

功效妙用

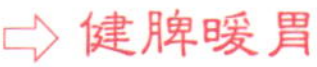

健脾暖胃

适用于脾胃虚寒所致的反胃、食欲减少、泄泻和气虚引起的虚汗、气短无力、妊娠小腹坠胀等症。中医典籍《本草纲目》里对糯米的养生保健作用做了充分的说明，说糯米“暖脾胃，止虚寒泄痢，缩小便，收自汗，发痘疮。”

缓解尿频症状

糯米有收涩作用，对尿频、自汗有较好的食疗效果。

糯米虽好，但要提醒的是，湿热痰火偏盛之人忌食；发热、咳嗽痰黄、黄疸、腹胀之人忌食；糖尿病患者不宜食或少食；另外由于糯米极柔黏，所以脾胃虚弱者一次不要吃太多。以免造成积食，损害脾胃的受纳功能。

养护脾胃私房菜

莲子糯米粥

材料： 莲子 50 克，糯米 100 克，白糖适量。

做法

1. 温开水浸软莲子，去皮、心，清水洗净。
2. 糯米淘洗干净，清水浸泡 1~2 小时，捞出沥干，待用。
3. 锅中放入莲子、糯米、清水适量，置火上，煮成粥，加白糖调味，即可食用。

功效： 补中益气，清心养神，健脾和胃。

牛肉粥

材料： 鲜牛肉 50 克，糯米 100 克。

做法

1. 鲜牛肉切碎丁，糯米洗净。
2. 一同放入砂锅内煮成粥。
3. 加姜、葱、油、盐各少许，再煮 2~3 沸即可。

功效： 此粥补中益气，滋养肠胃。但要注意需趁热食用。

小偏方有奇效

方一： 糯米 30 克，山药 15 克，胡椒末、白糖各适量。将糯米略炒，与山药共煮粥，熟后加胡椒末少许。食用时，加白糖适量调服。每日 2 次。本方健脾暖胃，温中止泻，适用于小儿脾胃虚寒泄泻。

方二： 糯米 250 克，生姜汁 3 匙。将糯米、生姜汁倒入炒锅同炒，炒到糯米爆破，取出研粉即成。每次 1 汤匙，每日 2 次，开水调服。一般可用 5~7 次。此方补中益气，尤其适用于脾胃虚弱所致的妊娠恶阻。

食用提示

- ✓ 糯米 + 百合 = 补血滋阴
- ✓ 糯米 + 枣（鲜）= 温中祛寒
- ✓ 糯米 + 蜜枣 = 补气养血
- ✓ 糯米 + 乌骨鸡 = 滋阴补肾
- ✓ 糯米 + 赤小豆 = 改善脾虚腹泻和水肿
- ✗ 糯米 + 鸡肉 = 身体不适
- ✗ 糯米 + 苹果 = 不易消化
- ✗ 糯米 + 生蛋清 = 降低营养

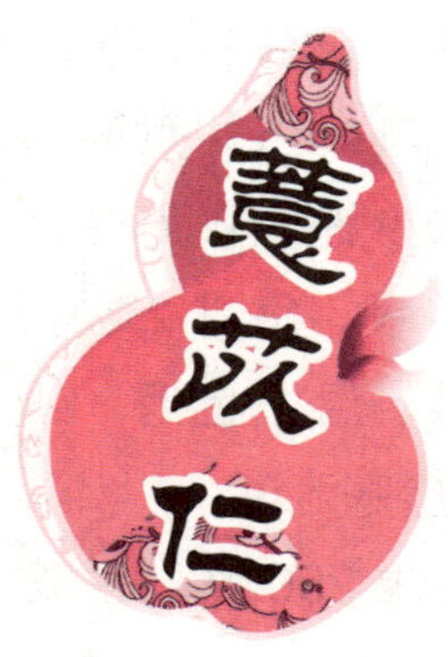

薏苡仁

薏苡仁为禾本科植物薏苡的种仁，是常用的中药，也是常吃的食物。其性味甘淡微寒，有利水消肿、健脾去湿、清热排脓等功效，为常用的利水渗湿药。现代医学研究表明薏苡仁含有蛋白质、脂肪、碳水化合物等人体所需要的营养成分，对人体健康十分有利，被誉为“世界禾本科植物之王”。

养生小档案

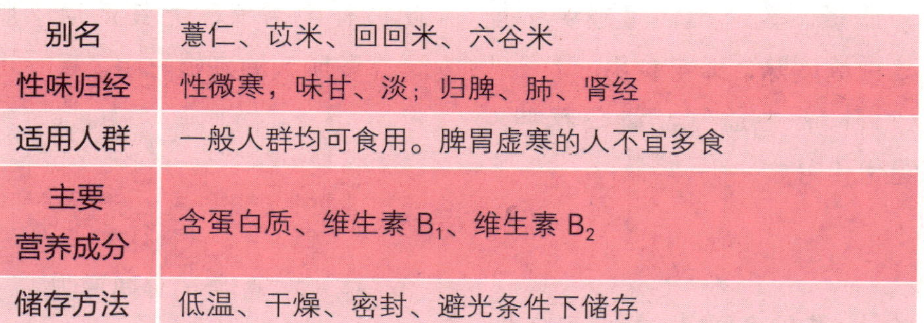

别名	薏仁、苡米、回回米、六谷米
性味归经	性微寒，味甘、淡；归脾、肺、肾经
适用人群	一般人群均可食用。脾胃虚寒的人不宜多食
主要营养成分	含蛋白质、维生素 B_1、维生素 B_2
储存方法	低温、干燥、密封、避光条件下储存

功效妙用

健脾祛湿

生薏苡仁性偏寒凉，利水渗湿的作用比较强，可以去湿除风、清热排脓、除痹止痛，对小便不利、水肿、脚气和风湿疼痛等效果显著。炒熟的薏苡仁可用于健脾益胃，利肠胃，治脾虚泄泻。

养护脾胃私房菜

薏苡仁粥

材料： 薏苡仁30~60克，粳米50克，白糖适量。

做法

1. 薏苡仁和粳米洗净。
2. 加适量清水同煮粥。
3. 加适量白糖调味即可。

功效： 健脾和胃，除湿利水。适

用于体虚或老年人水肿、脚气、食欲不振、脾虚腹泻、牛皮癣、湿疹、风湿痹痛等症。

薏苡仁莲子百合粥

材料： 薏苡仁 50 克，莲子（去心）30 克，百合 20 克，红糖适量。

做法

1. 将薏苡仁洗净，煮熟。
2. 加入莲子、百合同煮 10 分钟，最后可用适量红糖（或蜂蜜）调味食用。

功效： 有健脾祛湿、润肺止泻的作用，适用于大便稀溏、下肢湿疹、面部座疮等症。

小偏方有奇效

方一： 薏苡仁 100 克，煮成稠粥。另用糯米 500 克煮成干米饭，与薏苡仁粥混合，待冷，加酒曲适量拌匀，发酵成为酒酿，每日随量佐餐食用。此方有健脾胃，祛风湿，强筋骨的作用。

方二： 薏苡仁 60 克，白果（去壳）8~12 枚，同煮汤，用适量白糖（或冰糖）调味食用。此方有健脾除湿，清热排脓的作用。适用于脾虚泄泻、痰喘咳嗽等症。

食用提示

- 薏苡仁 + 红豆 = 除湿
- 薏苡仁 + 百合 = 利湿润肺
- 薏苡仁 + 山药 = 调理肠胃

脾胃健康一点通

夏季气候闷热，气温高、湿度大，往往使人精神委靡、倦怠乏力、食欲不振，建议不妨喝点薏苡仁粥，既促进食欲，还能保养肠胃。中医认为，夏季天气潮湿，尤其外湿较重，容易困厄脾胃。再加上人们在夏季常常过食冷饮，多有脾胃功能减弱的现象。薏苡仁有健脾和胃、清热利湿的作用，因此非常适合夏季食用，可以帮助人们减轻胃肠负担，增强体质。

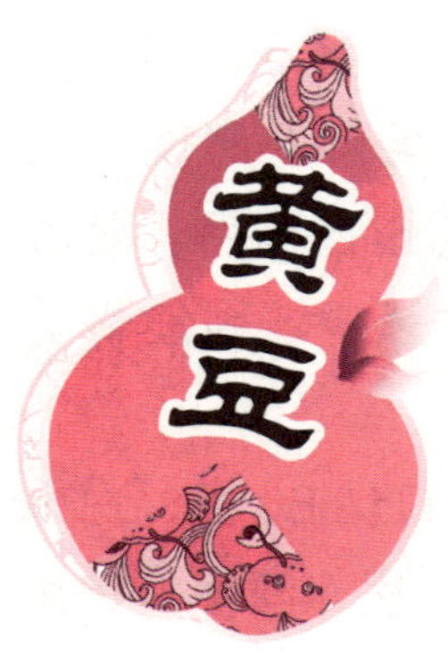

黄豆是豆科植物大豆中种皮黄色的种子，含有丰富的营养成分，被称为“豆中之王”。黄豆中最值得提及的便是蛋白质含量相当丰富，在量和质上均可与动物蛋白媲美，所以黄豆还有“植物肉”及“绿色乳牛”之誉。黄豆还因为富含卵磷脂而被尊为维护女性健康的必备食品。

养生小档案

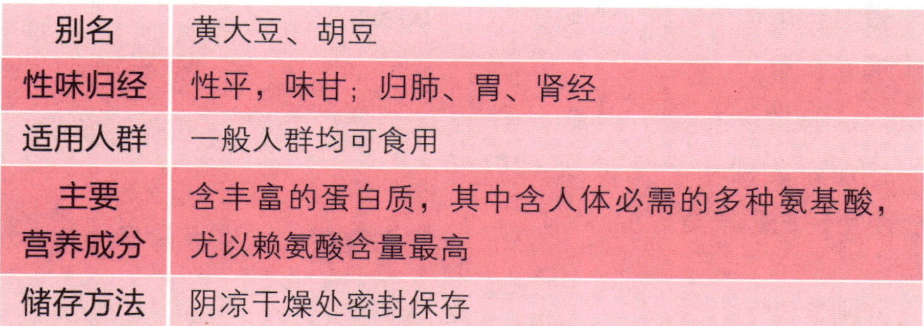

别名	黄大豆、胡豆
性味归经	性平，味甘；归肺、胃、肾经
适用人群	一般人群均可食用
主要营养成分	含丰富的蛋白质，其中含人体必需的多种氨基酸，尤以赖氨酸含量最高
储存方法	阴凉干燥处密封保存

功效妙用

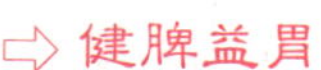

健脾益胃

中医认为，黄豆归脾经和胃经，具有滋养脾胃，美容养颜的作用。制成豆浆后，更有利于脾胃的消化和转输，能缓解胃中的胀气、解热润肺。

防止血管硬化

黄豆中的亚油酸可降低血中的胆固醇含量，防止血管硬化，预防心血管疾病，保护心脏。

养护脾胃私房菜

猪脚黄豆汤

材料：猪蹄1000克，黄豆250克。

做法

1. 黄豆洗净，泡30分钟，备用。
2. 猪蹄用沸水煮2~3分钟，取出用冷水洗干净。
3. 将2000毫升的水倒入锅中煮

开后，放入猪蹄与黄豆同煮2小时即可。

功效：健脾益胃，还有美容养颜的功效。

黄豆蚝豉煲瘦肉

材料：黄豆200克，蚝豉5个，瘦肉500克，姜1片，盐适量。

做法

1. 黄豆用清水浸泡2小时；蚝豉用清水浸软、洗净；瘦肉洗净后切块焯水。
2. 将黄豆、蚝豉、瘦肉、姜片放入电砂煲中，加入1升清水煲2小时。
3. 加入适量盐调味即可。

功效：健脾养血，益胃强身。

小偏方有奇效

方一：将黄豆皮烧成炭研末。每服10克，每日2次，开水送服，可治腹泻。

方二：黄豆、猪肝各100克，先煮黄豆至八成熟，再入猪肝煮熟，每日3次分食，连服3周，可改善缺铁性贫血。

方三：黄豆1把，干香菜3克（或葱白3根），白萝卜3片，水煎温服，可防治感冒。

食用提示

✔ 黄豆＋枸杞子＝滋补五脏、增强免疫力

✔ 花生＋黄豆＝补血益气、滋阴润肺

✘ 黄豆＋虾皮＝影响消化

✘ 黄豆＋酸牛奶＝影响吸收

✘ 黄豆＋猪血＝消化不良

脾胃健康一点通

黄豆一定要吃熟透的

黄豆营养丰富，但含有一定的胰蛋白酶抑制剂，若加热不充分，食用后会对胃肠产生刺激作用。干炒黄豆不能完全破坏其成分，最好不要食用；未煮透的豆浆中也含有胰蛋白酶抑制剂。煮豆时起泡沫，豆浆还未沸腾，胰蛋白酶抑制剂尚未被破坏，要继续加热至泡沫消失、沸腾持续数分钟后方可食用。

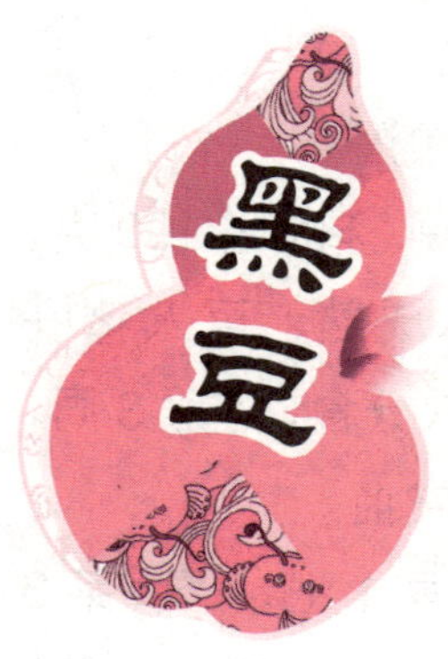

黑豆也是大豆的一种，因其种皮呈黑色而得名。黑豆营养全面，含有丰富的蛋白质、维生素、矿物质及微量元素等营养成分。黑豆中所含的不饱和脂肪酸，可促进胆固醇的代谢，降低血脂，预防心血管疾病，且黑豆的纤维素含量高，可促进肠胃蠕动，预防便秘，所以是很好的减肥佳品。

养生小档案

别名	乌豆、枝仔豆、黑大豆
性味归经	性平，味甘；归脾、肾经
适用人群	一般人群均可食用
主要营养成分	黑豆除含有丰富的蛋白质、卵磷脂、脂肪及维生素外，微量元素如锌、铜、镁、钼、硒、氟的含量都很高，还含有黑色素及烟酸
储存方法	阴凉干燥处保存

功效妙用

健脾、补肾

中医认为，黑豆具有健脾、补肾、利水、调中下气之功。

促进消化、防便秘

黑豆中粗纤维含量高达4%，常食黑豆，可促进消化，防止便秘发生。

黑豆皮含有花青素，是很好的抗氧化剂来源，能帮助清除体内的自由基。

养护脾胃私房菜

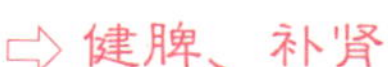

黑豆鲫鱼汤

材料：黑豆大半碗，鲫鱼两条，姜3片，盐适量。

做法

1. 黑豆洗净，用冷水浸泡4~5

个小时。

2. 洗净宰好的鲫鱼，抹干水分，热锅放油，放入鲫鱼，煎至两面微黄出香气。

3. 煮沸清水，连鱼带油一起放入，再倒入黑豆、姜片，大火煮 20 分钟，转小火煲 1.5 小时，放盐调味即可。

功效：补肾益脾，乌发明目，通乳养虚，祛湿利尿，降低胆固醇，防止便秘。十分适合老年人、病后虚弱人群和孕产妇饮用。

黑豆山楂枸杞饮

材料：黑豆 50 克，山楂、枸杞子各 30 克，红糖适量。

做法

1. 先将山楂和枸杞子洗净，将山楂去核切碎。
2. 将黑豆、山楂和枸杞子一同放入锅内，放入足量清水浸泡 1 小时左右。大火煮沸改用小火慢熬。
3. 等到黑豆煮烂，调入红糖即可。

功效：有消脂减肥，补虚健脾，养心益肾，滋阴补肾，调理肠胃等作用。

黑豆鸡蛋酒汤

材料：黑豆 50 克，鸡蛋 2 个，米酒 1 杯。

做法

1. 将鸡蛋煮熟，剥壳备用。
2. 将黑豆放入锅中煮至熟烂。
3. 将鸡蛋放入煮熟的黑豆锅中，再往锅里倒入米酒，即可食用。

功效：此方具有补肾补血，调中下气，补虚健脾的作用。

小偏方有奇效

方一：黑豆、大枣各 50 克，龙眼肉 15 克。加水 3 碗同煎至 1 碗，早晚两次服用。有健脾补肾，补心气，养阴血作用。

方二：黑豆、豆腐皮各 50 克，同煮汤，加适量油、盐调味食用。有滋养补虚、止汗功效，可用治自汗过多及阴虚盗汗等症。

食用提示

✔ 黑豆 + 黄豆 = 益脾补肾

✔ 黑豆 + 花生 = 健脾补肾

✔ 黑豆 + 红糖 = 滋补肝肾，美容乌发

✘ 黑豆 + 菠菜 = 消化不良

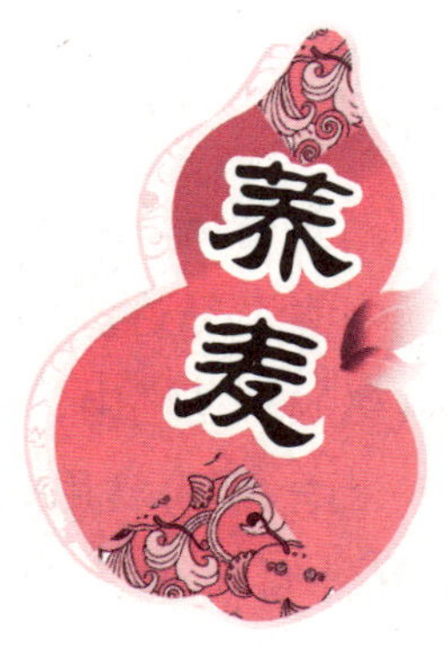

荞麦是一种极具营养价值和药用价值的谷类食物。荞麦的营养成分主要是丰富的蛋白质及植物纤维素等。荞麦中所含的纤维素是人们常吃主食面和米的数倍之多，对于肠道有很好的保护作用，还具有预防便秘的作用。另外，由于荞麦含糖量低，所以也是高血糖人群的健康食品。

养生小档案

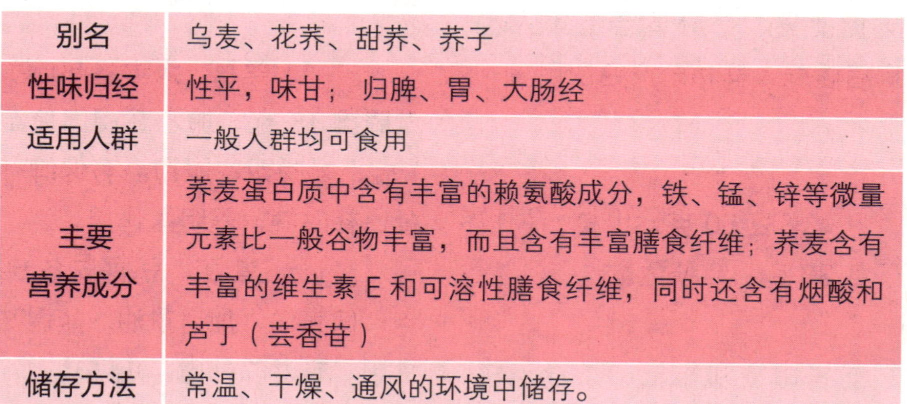

别名	乌麦、花荞、甜荞、荞子
性味归经	性平，味甘；归脾、胃、大肠经
适用人群	一般人群均可食用
主要营养成分	荞麦蛋白质中含有丰富的赖氨酸成分，铁、锰、锌等微量元素比一般谷物丰富，而且含有丰富膳食纤维；荞麦含有丰富的维生素 E 和可溶性膳食纤维，同时还含有烟酸和芦丁（芸香苷）
储存方法	常温、干燥、通风的环境中储存。

功效妙用

健胃、消积

《食疗本草》言其“实肠胃，益气力，续精神。”《随息居饮食谱》说它“开胃宽肠，益气力，御寒风。”

清理肠道

荞麦含有丰富的膳食纤维，具有清理肠道代谢废物的作用，因此民间称为“净肠草”。

养护脾胃私房菜

荞麦面

材料：荞麦面 250 克，花椒粉、醋、蒜末、生抽、辣椒酱、葱花、食用油、盐、香油各适量。

做法

1. 水烧开放入荞麦面煮熟后，捞出放入凉开水中浸一下，捞出沥水，待用。
2. 取一个干净的碗，放入沥干的荞麦面，倒入蒜末、花椒粉、盐。起油锅，倒入适量的油，带有八分热后浇在荞麦面上。
3. 荞麦面拌匀后，倒上醋、生抽、辣椒酱拌匀，滴两滴香油，撒上葱花即可。

功效：调理肠胃，同时有减肥的功效。

味噌牛肉荞麦面

材料：牛腱肉225克，荞麦面300克，海带(鲜)50克，豆腐(南)150克，鲜香菇15克，柴鱼片30克，豆瓣酱100克，白砂糖10克，胡椒粉5克，高汤适量。

做法

1. 牛腱肉切片，汆烫后洗净，备用；荞麦面煮熟，备用。
2. 将豆瓣酱、白砂糖、胡椒粉、柴鱼片，加入高汤中，搅拌均匀成味噌汤。
3. 加入牛腱肉片，以小火炖煮约40分钟。
4. 待牛腱肉片熟透入味后，加入海带、豆腐（切丁）、鲜香菇煮沸，再加入煮熟的荞麦面即可食用。

功效：健脾益胃，并为身体提供均衡营养。

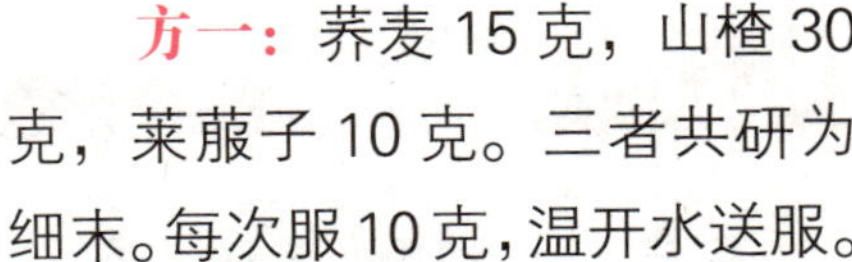

小偏方有奇效

方一：荞麦15克，山楂30克，莱菔子10克。三者共研为细末。每次服10克，温开水送服。

适用于饮食积滞，脾胃运化无力，腹胀腹痛。

方二：荞麦适量，炒至微焦，研细末，加水和成丸。每次6克，温开水送服，或以荠菜煎汤送服。本方源于《本草纲目》，可健脾胃、除湿热，用于脾虚湿热下注，小便浑浊色白，或轻度的腹泻，妇女白带病等。

食用提示

- ✔ 荞麦＋羊肉＝健脾益胃
- ✔ 荞麦＋牛奶＝营养互补
- ✘ 荞麦＋黄鱼＝影响消化
- ✘ 荞麦＋猪肝＝影响消化

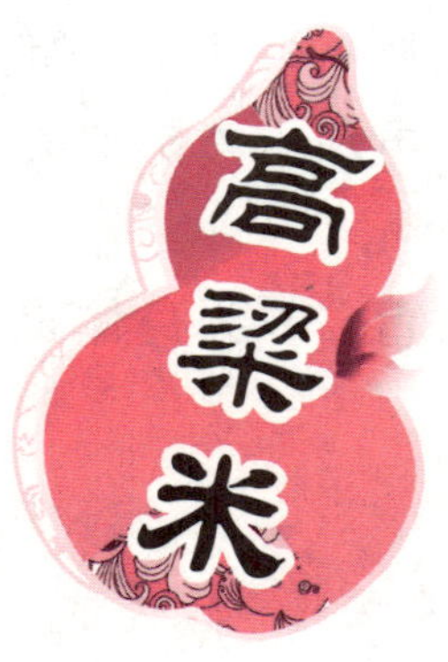

高粱米就是高粱脱壳后的种仁。高粱米药用价值相当高，中医认为，高粱米性温味甘，无毒，可以用于食积、消化不良、湿热下痢、小便不利、妇女倒经的食疗调养。高粱米的尼克酸含量虽然比玉米低，但更易被人体吸收。患有慢性腹泻的病人常吃高粱米粥，能取得一定的食疗效果。

养生小档案

别名	蜀黍、芦稷、茭草、茭子、芦粟
性味归经	性温，味甘、涩；归脾、胃经
适用人群	一般人群均可食用
主要营养成分	碳水化合物、蛋白质、膳食纤维、B族维生素、叶酸及磷、钾、镁、钙等矿物质和微量元素
储存方法	阴凉干燥处保存，注意防虫蛀

和胃健脾、补中益气

高粱米是日常生活中比较常见的一种谷类，价格低廉但保健功效十分显著。中医认为，高粱米能和胃、健脾、止泻，有固涩肠胃、抑制呕吐、益脾温中、催治难产等功效。适宜于脾胃气虚、大便稀溏之人食用。

养护脾胃私房菜

高粱米粥

材料：高粱米50克，冰糖适量。

做法

1. 高粱米洗净，加适量水煮成粥（高粱米需煮烂）。
2. 粥将熟时加入冰糖再煮，至糖化后即可。

功效：健脾益胃，生津止渴，为补身佳品。

高粱猪肚粥

材料：高粱米90克，莲子60克，猪肚100克，大米50克，胡椒粉、盐各3克。

做法

1. 将高粱米炒至黄褐色有香味，除掉多余的壳。
2. 将猪肚、莲子、大米洗净，与高粱米一起放入锅内。
3. 加清水适量，大火煮沸后，小火煮至高粱米熟烂为度，加胡椒粉、盐调味即可。

功效：此方具有和胃健脾，益气消积的作用。

小偏方有奇效

方一：高粱米60克，炒香；大枣10个，去核，炒焦存性（外部焦黑，里面焦黄，表皮炭化，里层还有原来的气味），同高粱米共研成细末，加入适量白糖，混合均匀。每次6~12克，温开水送服。本方用高粱米、大枣益脾胃、止泻，炒用以增强收敛涩肠作用。主要用于小儿肠胃虚弱、消化不良、食少腹泻或大便稀溏等。

方二：高粱米30克，薏苡仁、车前草各15克。加水煎汤服。本方用高粱米益脾涩肠，以薏苡仁、车前草利尿除湿。三者搭配可用于脾虚湿盛导致的泻下稀便、小便短少。

食用提示

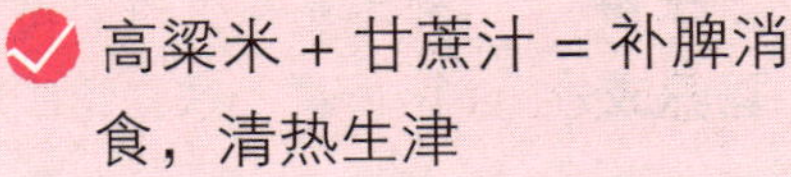

✘ 高粱米 + 瓠子 = 不利于营养吸收

脾胃健康一点通

饭后应该稍稍休息一下，让吃下的食物消化和吸收

很多人吃完饭后便立刻进入工作状态，这是不符合养生规律的。因为吃过饭后，身体里大量的血液都会集中到与消化活动有关的器官内，才能把消化工作做好。如果这时脑力活动也要分去大量的血液，那么，就要影响血液向消化器官集中，妨碍胃肠的正常功能，从而延长正常的消化过程。

蔬菜类

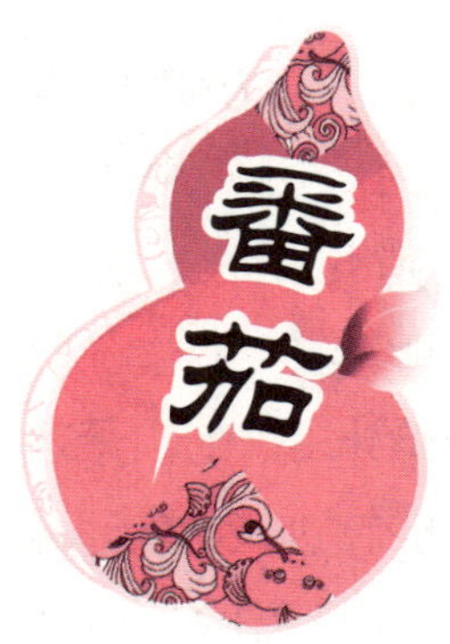

番茄是全世界栽培最为普遍的蔬菜之一。番茄含有各种丰富的营养素，如胡萝卜素、维生素 C 和 B 族维生素，尤其维生素 P 的含量居蔬菜之冠。用番茄做的食物，具有开胃健脾、助消化等多种功效。不仅如此，番茄还因为其独特的美容功效，备受女性的欢迎。

养生小档案

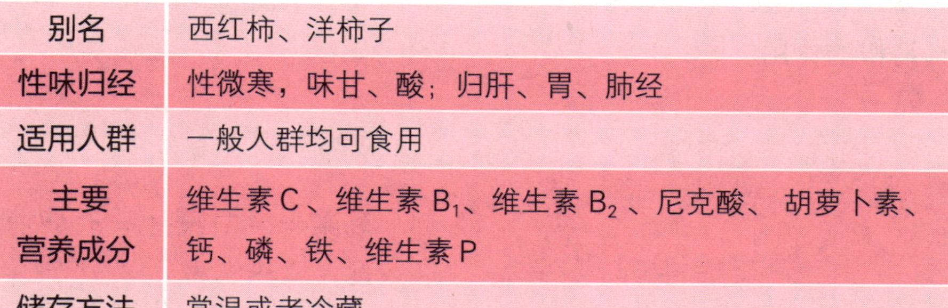

别名	西红柿、洋柿子
性味归经	性微寒，味甘、酸；归肝、胃、肺经
适用人群	一般人群均可食用
主要营养成分	维生素 C、维生素 B_1、维生素 B_2、尼克酸、胡萝卜素、钙、磷、铁、维生素 P
储存方法	常温或者冷藏

功效妙用

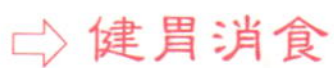

⇨ 健胃消食

番茄含有大量的维生素 C 和尼克酸，具有生津止渴、健胃消食的作用，能促进消化液的分泌。

⇨ 抗衰老

番茄中含有大量的番茄红素，可以有效清除自由基，延缓衰老，增强免疫系统功能，减少疾病的发生。番茄红素还能降低眼睛黄斑的退化，减少色斑沉着。

⇨ 预防癌症

番茄是一种极其健康的蔬菜具有较高的保健功效，其中预防癌症便是其中之一。研究表明，番茄红素能够有效预防消化道癌、肝癌、肺癌、膀胱癌等。

养护脾胃私房菜

番茄鸡片

材料： 生鸡胸肉150克，番茄酱、荸荠各50克，鸡蛋清1个，淀粉15克，盐2.5克，白糖25克，熟猪油250克，醋10克。

做法

1. 先将鸡胸肉切成薄片，加盐(1克)、鸡蛋清、淀粉(10克)调匀。
2. 荸荠去皮，洗净，切成薄片。
3. 锅放炉火上，放入猪油烧至三分热时，放入鸡片，随后用筷子划散，见鸡片变白成形捞出。
4. 原锅留油少许，放入荸荠、清水、盐、白糖、番茄酱、醋，烧开后将剩余淀粉用水调匀勾芡，倒入鸡片，翻炒均匀即成。

功效： 具有健脾开胃，消食导滞，益气养血等功效。

小偏方有奇效

粳米100克，番茄250克，红枣100克，冰糖适量。粳米、红枣洗净，共煮粥；待熟时，加入切成丁的番茄和冰糖，再煮沸。可健脾益气，养阴润肺。适用于脾虚气弱、食少乏力、肺虚咳嗽等症。

食用提示

- ✔ 菜花＋番茄＝健胃消食、生津、防癌
- ✔ 番茄＋芥蓝＝防癌
- ✘ 番茄＋黄瓜＝营养抵消
- ✘ 番茄＋石榴＝伤胃

脾胃健康一点通

胃炎、胃溃疡、胃酸过多者不宜吃山楂

山楂的“促消化作用”要归功于其富含的鞣酸，能刺激胃酸分泌。而胃炎、胃溃疡等患者，本身胃酸分泌就已经过多了，若再大量食用山楂，胃肠道会不堪重负。同时，山楂中的一些特殊物质，遇到胃酸易凝结成沉淀物，诱发胃结石。

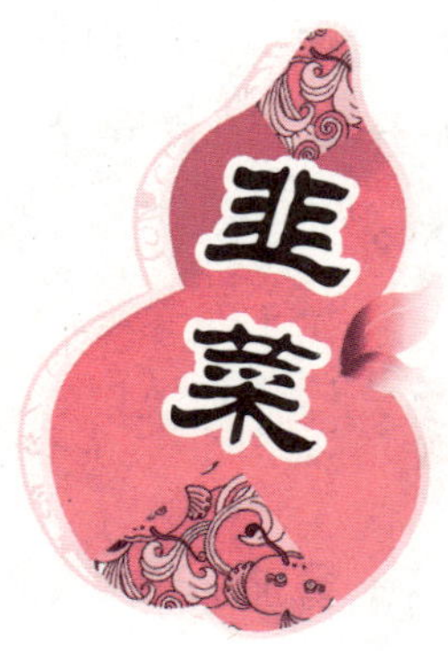

韭菜

韭菜味道非常鲜美，还有种独特的香味，具有增进食欲的作用。韭菜的独特辛香味是其所含的硫化物形成的，这些硫化物有一定的杀菌消炎作用，有助于人体提高自身免疫力。中医认为韭菜性温，适当吃一些韭菜，提高自身免疫力的同时，还可增强脾胃之气，助阳散寒。

养生小档案

别名	壮阳草，起阳草，长生草
性味归经	性温，味辛咸；入肝、胃、肾经
适用人群	一般人群均能食用
主要营养成分	含有丰富的维生素A、维生素B_{12}、维生素C及钙、铁、磷等，还含有较多的纤维素
储存方法	新鲜食用或冷藏

功效妙用

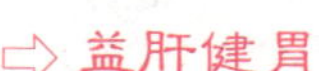

益肝健胃

韭菜含有挥发性精油及硫化物等特殊成分，有一种独特的辛香气味，有助于疏调肝气，增进食欲，增强消化功能。

补肾温阳、行气理血

韭菜性温，味辛，具有补肾助阳作用，故可用于缓解阳痿、遗精、早泄等病症；韭菜的辛辣气味有散瘀活血，行气导滞作用，适用于跌打损伤、反胃、肠炎、胸痛等症。

养护脾胃私房菜

韭菜炒虾仁

材料：虾仁300克，嫩韭菜150克，花生油60克，香油10克，酱油5克，盐3克，味精1克，料酒5克，葱20克，姜10克，高汤30毫升。

做法

1. 虾仁洗净，沥干水分。
2. 韭菜摘洗干净，沥干水分，切成 2 厘米长的段；葱摘洗干净，切丝；姜去皮洗净，切丝。
3. 炒锅上火，放花生油烧热，下葱、姜丝炝锅，出香味后放入虾仁煸炒 2~3 分钟。
4. 烹入料酒，加酱油、盐、高汤稍炒，放入韭菜，急火炒 4~5 分钟，淋入香油，加味精炒均，盛入盘中即成。

【注意】放入韭菜后一定要用旺火，韭菜不要炒得太烂，以免影响颜色和味道。

功效：温中开胃，适用于阳虚引起的脾胃虚弱。

韭菜粥

材料：新鲜韭菜 30~60 克，大米 100 克，盐少许。

做法

1. 韭菜洗净切细，备用。
2. 将大米淘净，加清水适量煮粥。
3. 待熟时，调入韭菜、盐即可。

功效：补肾助阳，健脾暖胃。适用于脾肾阳虚所致的腹中冷痛，泄泻或便秘等。

小提示：韭菜虽好，但是胃肠积滞、面红身热、口干口臭、小便黄少、舌红苔黄的实热体质以及阴虚体质者最好少吃。

小偏方有奇效

方一：韭菜连根一把，洗净捣烂绞汁，温开水冲服，适用于急性胃肠炎。

方二：蛤蜊肉 250 克，先下锅煮熟，再下韭菜同煮，调味食用。有滋阴温胃、止消渴的作用。

方三：韭菜连根洗净，捣汁，每次 1 汤匙，加入牛乳半杯，煎煮后待温，缓缓咽下，每日数次。可缓解噎嗝反胃。

食用提示

- ✔ 韭菜 + 鸡蛋 = 促进吸收
- ✔ 韭菜 + 猪肝 = 增进食欲
- ✘ 韭菜 + 酒 = 胃肠不适
- ✘ 韭菜 + 蜂蜜 = 腹泻
- ✘ 韭菜 + 牛肉 = 易上火

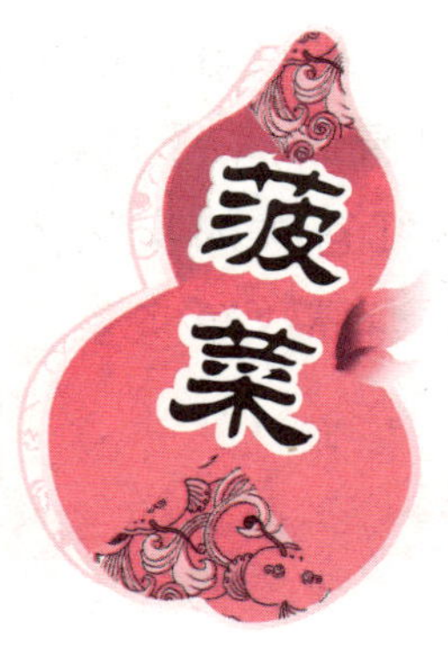

菠菜

菠菜是一种物美价廉而又营养丰富的蔬菜，含有丰富的纤维素和多种营养成分。因其维生素含量丰富，被誉为“维生素宝库”。菠菜中还含有丰富的铁。中医认为，菠菜具有补血止血，利五脏，通肠胃，调中气，活血脉，止渴润肠，敛阴润燥，滋阴平肝，助消化的功效。

养生小档案

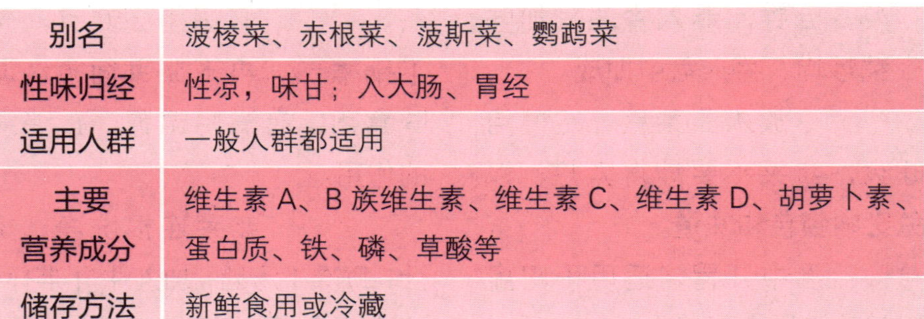

别名	菠棱菜、赤根菜、菠斯菜、鹦鹉菜
性味归经	性凉，味甘；入大肠、胃经
适用人群	一般人群都适用
主要营养成分	维生素 A、B 族维生素、维生素 C、维生素 D、胡萝卜素、蛋白质、铁、磷、草酸等
储存方法	新鲜食用或冷藏

功效妙用

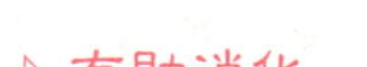

有助消化

菠菜含有大量的植物粗纤维，具有促进肠道蠕动的作用，利于排便，且能促进胰腺分泌，帮助消化。

促进生长发育

菠菜中所含的胡萝卜素，可在人体内转变成维生素 A，能维护正常视力和上皮细胞的健康，增加机体预防传染病的能力，儿童经常食用能有效保护视力，促进生长发育。

养护脾胃私房菜

芥末菠菜

材料： 菠菜 400 克，粉丝 100 克，胡萝卜半根，芥末粉 30 克，葱 10 克，姜、醋各 5 克，盐、香油、味精各适量。

做法

1. 菠菜洗净，焯水后入凉水过凉，切成段；胡萝卜洗净去皮，切成丝；粉丝用温水泡发后焯一下。
2. 把菠菜、粉丝、胡萝卜丝拌匀。
3. 芥末粉放入碗中，加少许水调匀，入笼蒸熟。
4. 葱、姜切丝，与芥末、盐、醋、香油、味精共拌匀，浇在菜上即可 。

功效： 此菜清爽开胃，很适合夏季食欲不佳时食用。

芝麻拌菠菜

材料： 菠菜 500 克，黑芝麻 30 克，盐、糖各适量，醋少许，橄榄油 1 勺，蒜 1 瓣。

做法

1. 菠菜洗净，在开水锅中焯一下捞出，沥干水分，切段；蒜拍一下，切碎。
2. 菠菜段放入容器中，将一半黑芝麻、盐、糖、醋、橄榄油、蒜依次加入拌匀盛盘。
3. 最后撒上剩下的一半芝麻，即可。

功效： 促进肠道排出代谢产物。

凉拌菠菜

材料： 菠菜 250 克，鲜姜 25 克，盐 2 克，酱油、香油各 5 克，花椒油 2 克，味精、醋各适量。

做法

1. 菠菜洗净，切成 5 厘米长的段；鲜姜去皮，切细丝。
2. 锅内加清水，置火上烧沸，加入菠菜段略焯，捞出沥净水，轻轻挤一下，装在盘内抖散凉凉。
3. 鲜姜丝及调料一起加入凉菠菜中，拌匀入味即成。

功效： 可健脾暖胃，增加食欲。

小偏方有奇效

菠菜、大枣各 50 克，粳米 100 克。将粳米、大枣洗净，加水熬成粥。熟后再加入菠菜煮沸即可。具有健脾益气、养血补虚的功效。

食用提示

- ✓ 菠菜 + 胡萝卜 = 预防脑卒中
- ✓ 菠菜 + 猪肝 = 补血
- ✓ 菠菜 + 鸡蛋 = 预防贫血
- ✗ 菠菜 + 豆腐 = 影响吸收

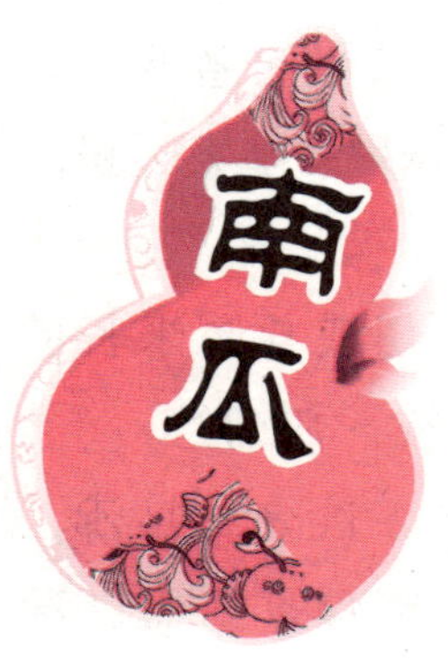

南瓜是一种食用广泛的食材，既可做主食，又可做汤羹、菜肴和各式小吃，风味独特、营养丰富。南瓜中含有丰富的淀粉、纤维素、维生素和糖类。中医认为，南瓜具有润肺益气，化痰排脓，驱虫解毒，缓解便秘等功效。并且南瓜是健胃消食的佳品，适合患有胃病的人食用。

养生小档案

别名	麦瓜、番瓜、倭瓜、金瓜、伏瓜、饭瓜、窝瓜
性味归经	味甘，性温；入脾、胃经
适用人群	一般人群均适用
主要营养成分	淀粉、蛋白质、胡萝卜素、维生素 C 和钙、磷等成分
储存方法	置于阴凉干燥通风处

功效妙用

保护胃黏膜

南瓜所含果胶可以保护胃黏膜，免受粗糙食品刺激；能促进溃疡愈合，适宜于胃病患者。

帮助消化、预防胃病

南瓜所含成分能促进胆汁分泌,加强胃肠蠕动,帮助食物消化。

现代医学也证明，南瓜含有丰富的胡萝卜素和维生素 C，可以健脾，预防胃炎。

养护脾胃私房菜

南瓜浓汤

材料：南瓜 1 小块，胡萝卜 1 根，洋葱半个，西芹 1 根，肉桂粉、豆蔻粉、黑胡椒粉、咖喱粉（可以不加）、盐、黄油、高汤各适量。

做法

1. 将南瓜洗净，切块，放入蒸

锅蒸熟。

2. 将蒸好的南瓜取出，去皮切小丁；胡萝卜洗净后去皮切片；洋葱切片；西芹洗净切薄片，备用。

3. 炒锅内放入一小块黄油，然后依次放入洋葱片、胡萝卜片、西芹片、南瓜丁翻炒，加入高汤，煮沸后转小火再煮 15 分钟左右。

4. 煮好后关火放凉，然后倒入榨汁机中打成泥状，最后将泥状的汤倒回锅中，加入所有调料煮沸就可以了。

功效：温脾养胃，帮助消化吸收。

黄豆糙米南瓜粥

材料：黄豆 1/3 杯，糙米 1 杯，南瓜 120 克，水 6 杯，盐 1 小匙。

做法

1. 黄豆洗净并用水泡 3~4 小时；糙米洗净，泡约 1 小时。
2. 南瓜去皮，切小块，备用。
3. 锅中放入黄豆和 6 杯水，用中火煮至黄豆酥软。
4. 加入糙米、南瓜，用大火煮开。再改小火慢慢煮至豆酥瓜香，加盐调味即可。

功效：此粥营养全面且富含纤维素，可健脾胃、清肠道。

小偏方有奇效

方一：猪肝、南瓜各 250 克，盐、味精、香油各适量。将南瓜去皮、瓤，洗净切块；猪肝洗净切片。同入锅中，加水 1000 毫升，煮至瓜烂肉熟，加入盐、味精、香油拌匀即成。健脾养胃，长期食用还有养肝明目的功效。

方二：南瓜一块，切成厚约 3 毫米的片，摆入碗中。鲜百合适量掰成片，洗净沥干和适量白糖混合均匀，撒在南瓜上。隔水蒸 10~20 分钟。具有补脾胃、滋胃阴的功效。

食用提示

- ✓ 南瓜 + 红枣 = 补脾益气
- ✓ 南瓜 + 莲子 = 通便排毒
- ✗ 南瓜 + 羊肉 = 易发脚气
- ✗ 南瓜 + 虾 = 导致腹泻
- ✗ 南瓜 + 鲤鱼 = 肠胃不适

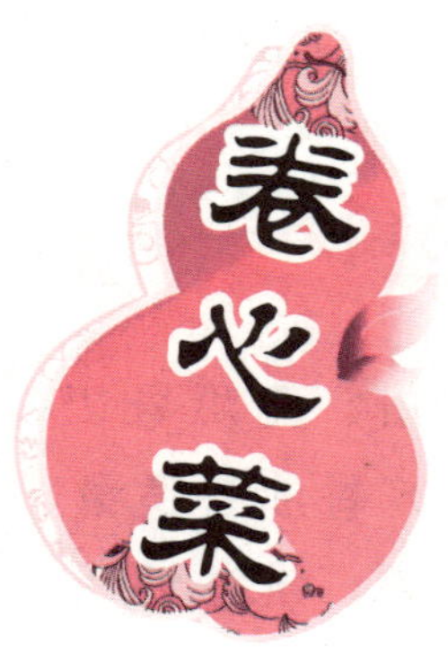

卷心菜的学名叫结球甘蓝，其营养价值与大白菜相差无几。卷心菜中含有丰富的维生素A、钙和磷等，这些物质是促进骨骼发育，预防骨质疏松的主要营养物质。中医认为，卷心菜归脾、胃经，多吃圆白菜，可增进食欲，促进消化，预防便秘。

养生小档案

别名	圆白菜、包心菜、洋白菜
性味归经	性平，味甘；归脾、胃经
适用人群	一般人群均适用
主要营养成分	蛋白质、膳食纤维、碳水化合物、叶酸、多种维生素
储存方法	鲜食冷藏保存

功效妙用

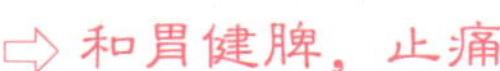

⇨ 和胃健脾，止痛

卷心菜中含有的独特成分能促进胃、十二指肠溃疡的愈合，新鲜菜汁对胃病有缓解作用。

⇨ 防癌

卷心菜中含有较多的微量元素钼，具有一定的防癌作用。此外，卷心菜中的果胶及大量粗纤维能够结合肠内毒素，阻止肠道吸收，促进排便，有效预防便秘。

养护脾胃私房菜

蒜末拌卷心菜

材料：圆白菜250克，青尖椒20克，柿子椒20克，大蒜20克，姜5克，花椒、白糖、盐、醋、辣椒油、花生油、味精各适量。

做法

1. 卷心菜逐叶掰开，切除叶中间的硬梗，洗净，放开水锅中烫一下，捞出沥水，凉凉，切成菱形片，放盘中，加入盐拌匀，稍腌片刻。
2. 青尖椒、柿子椒各去蒂和籽，洗净，放入开水锅中稍烫捞出，沥水，凉凉，切成小菱形片，撒在腌卷心菜上拌匀。
3. 姜洗净切成细丝，大蒜剁成细末，二者撒在卷心菜上，加入白糖、醋拌匀。
4. 炒锅置火上，待锅热后加入花生油，油热后加入花椒，炸成黑色时将花椒铲出，趁热将油浇在卷心菜上，用碗扣住盘子，闷 20 分钟后，加入味精、辣椒油拌匀即可食用。

功效：非常开胃、增食欲的一道凉菜，可补充人体多种维生素。

鸡肉蔬菜汤

材料：土鸡半只，卷心菜 4 大片，蘑菇 8 朵，土豆 1 个，番茄 1 个，姜片、盐各适量。

做法

1. 鸡切块，先除去血水，冲净，放入沸水中焯透，捞出。
2. 锅内加开水，放入姜片和鸡块，用大火烧开，转小火炖煮 40 分钟。
3. 再把各种蔬菜加入锅中一起炖煮，比较难熟的先放，最后加入盐调味即可。

功效：很暖胃的一款蔬菜汤，鸡肉、蘑菇、番茄、卷心菜都是对脾胃有益的食物。

小偏方有奇效

卷心菜 200 克，洗净，切碎，胡萝卜和苹果各 200 克洗净切块，三者共同放入榨汁机，加入 50 毫升凉开水，榨成汁，分次服用。具有健脾益胃，提高消化能力的作用。

食用提示

- ✔ 卷心菜 + 黑木耳 = 健胃补脑、生津润燥
- ✔ 卷心菜 + 猪肉 = 润肠胃、生津益气
- ✔ 卷心菜 + 番茄 = 益气生津
- ✘ 卷心菜 + 黄瓜 = 影响维生素 C 的吸收

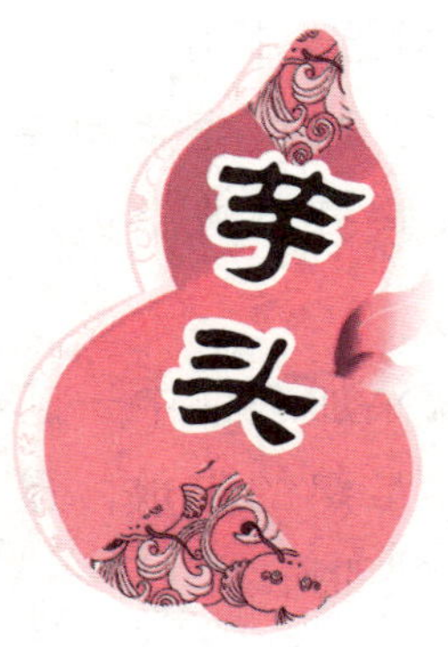

芋头是生活中较为常见的食物，其营养价值非常高，其中所含的黏液皂素及多种微量元素，可帮助机体纠正微量元素缺乏导致的生理异常，同时还能有效地增进食欲，帮助消化。中医学认为，芋头具有补气、健脾、祛湿的功效，非常适合日常保健食用。

养生小档案

别名	里芋、香芋、毛芋
性味归经	性平，味辛；入脾、胃经
适用人群	一般人群适用
主要营养成分	蛋白质、钙、磷、铁、钾、镁、钠、胡萝卜素、烟酸、维生素 C、B 族维生素、皂角苷等多种成分
储存方法	置于阴凉干燥通风处，切勿冷藏

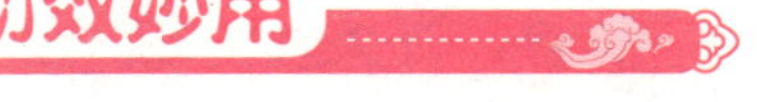

功效妙用

补中益气，助消化

芋头含有大量的淀粉、矿物质及维生素，其所含的淀粉颗粒小，消化率非常高。有补中益气的作用。研究发现，芋头中含有一种天然的多糖类植物胶体，能增进食欲，帮助消化，有止泻的作用；同时又具有膳食纤维的功能，可润肠通便，防止便秘。

解毒防癌

芋头中所含的黏液蛋白被人体吸收后能产生免疫球蛋白，也可将其称为抗体球蛋白，该成分能有效提高机体的抵抗力，对病毒及肿瘤细胞都有一定的抑制作用，可用来预防病毒性疾病和肿瘤。

养护脾胃私房菜

芋头糕

材料： 糯米粉3杯，白芋头1个，虾米50克，腊肠1条，叉烧200克，盐少许，味精1小匙，胡椒粉少许，猪油少许。

做法

1. 白芋头刨丝；腊肠和叉烧切小丁；糯米粉加水制成糯米浆。
2. 腊肠丁、叉烧丁、油、虾米用强微波加热2分钟。
3. 芋头丝加盐、味精、胡椒粉，放入微波炉中用强微波加热5分钟。全部加入糯米浆中搅匀，强微波加热2分钟，呈浓稠状，倒入浅盘中。
4. 表面抹平，覆保鲜膜，强微波加热15分钟，取出倒扣，待凉切块即可。

功效： 糯米和芋头都有健胃养脾的功效，非常适合胃口不佳的人食用。

芋头甜汤

材料： 花生米300克，芋头丁2量杯，红豆1量杯，糖2/3量杯，盐1小匙。

做法

1. 将花生洗净再加水浸泡一夜；红豆洗净，浸泡2~3小时，备用。
2. 取一汤锅，放入做法1的花生以大火煮沸后转中小火，将其熬煮至花生烂透。
3. 取一汤锅，另放入做法1的红豆煮至沸后熄火加盖闷1小时，再开小火煮至熟烂为止。
4. 将芋头丁与做法2、3材料一起煮6~8分钟至芋头熟透，加入糖、盐煮至溶解后即可。

功效： 除湿暖胃，并且具有较好的补血功效。

小偏方有奇效

大米50克，芋头250克，盐适量。将芋头去皮切块与大米加水煮粥，用油、盐调服食。具有健脾、散结、润肠、通便等功效。

食用提示

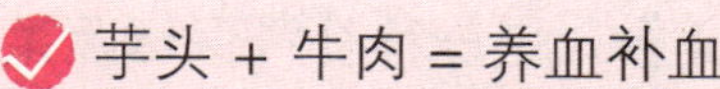

芋头＋牛肉＝养血补血

芋头＋香蕉＝影响消化

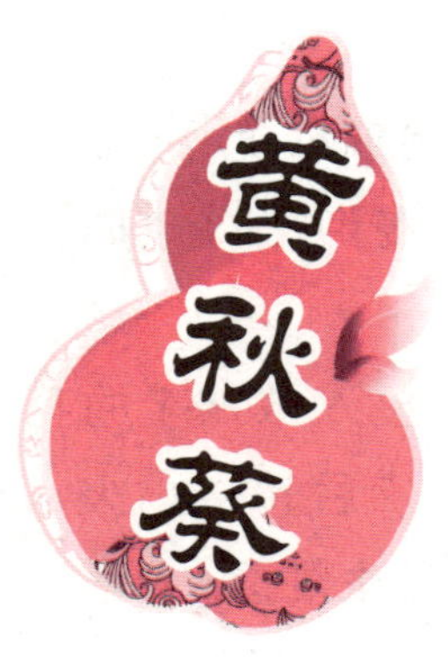

黄秋葵含有丰富的果胶、膳食纤维，能有效降低血清胆固醇，预防心血管疾病。还可提高机体耐缺氧能力及通便、排毒、防癌等多种功效。中医学认为，黄秋葵润肺益脾，非常适合阴虚火旺者食用。

养生小档案

别名	羊角豆、咖啡黄葵、毛茄
性味归经	性味甘、凉；归心、肾、膀胱经
适用人群	一般人群均适用
主要营养成分	果胶、膳食纤维、维生素 A、胡萝卜素以及维生素 C、维生素 E 等
储存方法	新鲜食用，或冷藏

功效妙用

助消化，护肠胃

秋葵含有果胶、牛乳聚糖等，具有帮助消化，缓解胃炎和胃溃疡，保护胃黏膜的功效。

补肾强身

黄秋葵享有“植物伟哥”的美誉，是一种补肾保健蔬菜，经常食用可帮助身体消除疲劳，恢复体力。

养护脾胃私房菜

葱香秋葵

材料：黄秋葵 350 克，大葱 20 克，生抽 8 克。

做法

1. 将黄秋葵洗干净，放入沸水中烫熟，捞出后放入凉水中冲凉，切段。
2. 大葱洗净切花，备用。
3. 黄秋葵段盛入盘中，撒入葱

花，淋入生抽拌匀即可。

功效： 增进食欲，对胃炎引起的各种不适有很好的食疗作用。

白灼黄秋葵

材料： 黄秋葵400克，味精15克，鸡精15克，鱼露10克，香油25克，糖10克，胡椒粉5克，红椒丝5克，美极鲜10克。

做法

1. 将黄秋葵去掉头，顺长一剖为二，放入沸水中汆烫2分钟至透，倒出后装盘，备用。
2. 将味精、鸡精、鱼露、糖、胡椒粉、香油、美极鲜调成味汁，倒在黄秋葵上。
3. 撒上红椒丝，拌匀即可。

功效： 开胃，健脾。

秋葵炒牛肉

材料： 牛肉200克，黄秋葵8条，葱2根，葱烤酱2大匙，调味料、淀粉、色拉油各少许。

做法

1. 将黄秋葵洗净沥干切条；葱、牛肉切丝。
2. 先将牛肉用调味料、淀粉腌制15分钟，再用六成热的油将牛肉丝翻炒数次立即盛起。
3. 将锅加热放入少许油，再放入黄秋葵、葱丝及牛肉丝翻炒数下后，加入葱烤酱继续翻炒至全熟，即可盛起食用。

功效： 牛肉和黄秋葵组合，保健脾胃功效更强。

小偏方有奇效

黄秋葵30克，豆腐1块，盐1匙，鸡精1/2小匙。黄秋葵烫熟沥干，切成段。豆腐加入盐、鸡精后用勺子碾碎。再加入黄秋葵拌匀即可。具有开胃健脾的功效，尤其适合有胃火的人食用。

食用提示

- 黄秋葵＋番茄＝开胃健脾、助消化
- 黄秋葵＋鸡蛋＝营养加倍

脾胃健康一点通

黄秋葵虽然营养丰富，但需要注意的是，胃肠虚寒、经常腹泻的人不可多食。

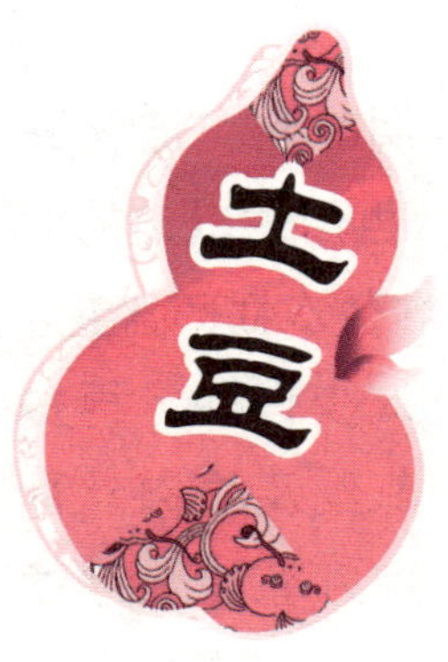

土豆是全世界范围内食用最广泛的食物之一，含有丰富的维生素及钙、钾等微量元素，易于消化吸收，营养丰富。在欧美国家特别是北美，土豆早就成为第二主食。中医认为土豆能健脾和胃，益气调中。对脾胃虚弱、消化不良、肠胃不和、大便不畅有很好的食疗效果。

养生小档案

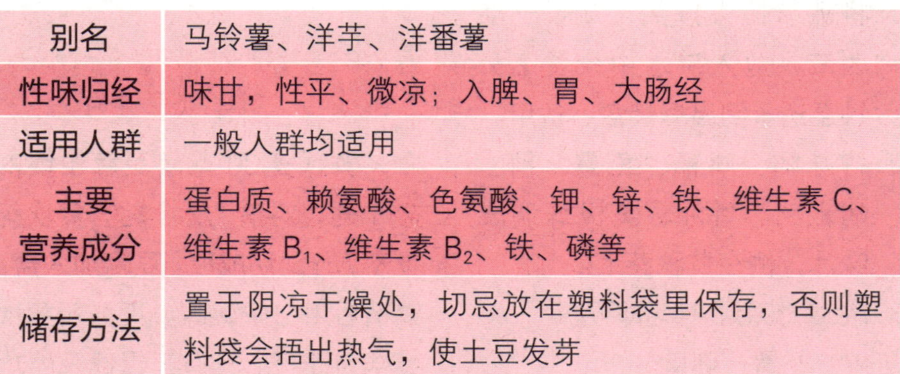

别名	马铃薯、洋芋、洋番薯
性味归经	味甘，性平、微凉；入脾、胃、大肠经
适用人群	一般人群均适用
主要营养成分	蛋白质、赖氨酸、色氨酸、钾、锌、铁、维生素 C、维生素 B_1、维生素 B_2、铁、磷等
储存方法	置于阴凉干燥处，切忌放在塑料袋里保存，否则塑料袋会捂出热气，使土豆发芽

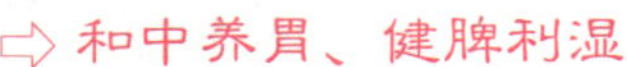

功效妙用

和中养胃、健脾利湿

土豆含有大量淀粉及蛋白质、B 族维生素、维生素 C 等营养成分，能增进脾胃的消化功能。现代研究表明，土豆对缓解消化不良有较好的效果，是胃病和心脏病患者的优质保健食品。

宽肠通便

土豆含有大量膳食纤维，能宽肠通便，帮助机体及时排泄代谢产物，防止便秘，可预防肠道疾病的发生。

调理体质

土豆含有丰富的钾元素，肌肉无力及食欲不振的人、长期服用利尿剂或轻泻剂的人多吃土豆，能够补充体内缺乏的钾。

养护脾胃私房菜

洋葱椰菜胡萝卜土豆汤

材料： 土豆（黄皮）、胡萝卜、番茄各200克，椰菜160克，洋葱（白皮）、青椒各80克，姜4克，胡椒粉2克，盐4克。

做法

1. 土豆和胡萝卜均去皮，洗净切粒；洋葱去皮，洗净，切丝；番茄洗净，切块；椰菜洗净，切丝；姜去皮，洗净，拍松；青椒洗净，去籽，切粗条。
2. 烧热锅，放油爆香姜，再下洋葱炒香，然后放入椰菜炒软，铲出。
3. 水适量煮开，放入土豆、胡萝卜、番茄、椰菜、洋葱、青椒，慢火煮开，加胡椒粉、盐调味，即可。

功效： 健脾胃，清肠，降血脂。

小偏方有奇效

方一： 土豆100克，红枣10个，陈皮6克，生姜3片。土豆去皮、洗净、切块，与其余材料一同加水煮至土豆熟烂，用油、盐调味吃。此方对脾胃虚寒、食欲不振有很好的调养作用。

方二： 将土豆洗净，去皮，切碎，绞取汁液，煮开，再兑入蜂蜜调匀，早晨空腹饮用。具有清热解毒、润燥通便的功效，适合于便秘患者饮用。

方三： 取鲜土豆100克，生姜10克，鲜橘汁30毫升。先将土豆、生姜榨汁，煮开，再加入鲜橘汁调匀，每日温服30毫升，适用于神经官能症性胃痛及呕吐恶心，可常食。

食用提示

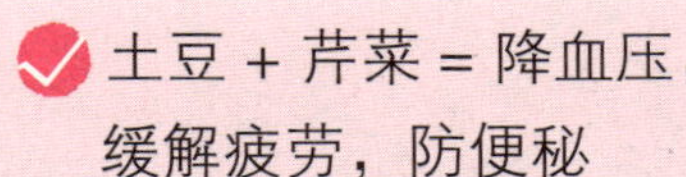

土豆 + 香蕉 = 肠胃不适

脾胃健康一点通

变绿、发芽的土豆最好不要食用，因为这种土豆含有大量的龙葵素，这是一种神经毒素。另外，土豆应削皮后再烹调，因为龙葵素多集中在表皮。去皮后的土豆切成小块，在冷水中浸半小时以上，可以使残存的龙葵素溶解在水中。

藕是人们特别喜欢的一种食物，它是睡莲科植物的根茎部。藕微甜而脆，可生食也可做菜，而且药用价值相当高。中医认为，藕生食能凉血散瘀，熟食能补心益肾，可以补五脏之虚，强壮筋骨，滋阴养血。且无论凉拌、热炒，还是煲汤、做甜品都别有一番风味。

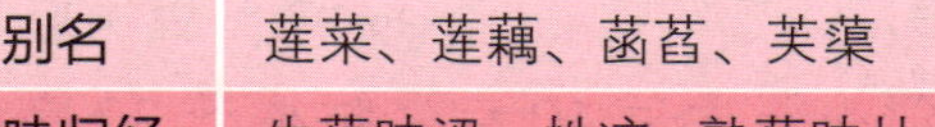

养生小档案

别名	莲菜、莲藕、菡萏、芙蕖
性味归经	生藕味涩，性凉；熟藕味甘，微温；入心、脾、胃经
适用人群	一般人群均适用
主要营养成分	淀粉、蛋白质、B 族维生素、维生素 C、脂肪、碳水化合物及钙、磷、铁等多种矿物质
储存方法	阴凉湿润处保存

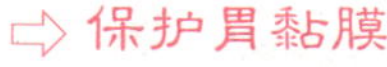

功效妙用

保护胃黏膜

莲藕中富含的维生素 C 和蛋白质一起发挥效用，可起到保护胃黏膜的作用。

改善肠胃功能

莲藕中含有黏液蛋白和膳食纤维，能与人体内的胆酸盐、食物中的胆固醇及甘油三酯结合，使其从粪便中排出，从而减轻肠胃负担。

养护脾胃私房菜

黑米蒸莲藕

材料：黑米 100 克，莲藕 1 节，白糖适量。

做法

1. 黑米浸泡数小时；莲藕洗净，去掉外皮，切去一头。
2. 用筷子将黑米填进藕孔里，

将切下来的藕头用牙签固定，上锅蒸30分钟。

3. 将做好的糯米藕凉凉，切片，撒上白糖即可食用。

功效： 健脾开胃，益血补心。有消食、止渴、生津的功效。

三七藕蛋羹

材料： 鲜藕500克，三七粉5克，鸡蛋1个，盐5克。

做法

1. 藕洗净切碎，用纱布绞成藕汁，三七粉、鸡蛋放入碗内调匀。
2. 锅内放藕汁和少许清水，煮沸后加三七粉蛋糊、盐调匀煮熟即成。

功效： 益胃健脾，生血止血。适用于胃溃疡、胃炎及十二指肠球部溃疡引起的呕血、黑便。

莲藕排骨汤

材料： 莲藕650克，排骨500克，盐3克，胡椒粉2克，姜3克，葱花5克，鸡精2克。

做法

1. 将莲藕刨皮，洗净切块，备用；排骨洗净。
2. 炒锅热油，下生姜稍微煸炒一下，把排骨块放进锅里和生姜一起翻炒一会儿。
3. 待到排骨肉变成灰白色取出，再将炒好的排骨、藕放进砂锅，加水，用快火炖汤，直至汤水煮开，放入葱花，调成小火慢慢地煨汤，加入盐、胡椒粉、鸡精调味即可。

功效： 此汤具有增进食欲，促进消化，开胃健中的作用。

小偏方有奇效

藕90克，生姜10克。二者捣烂，绞取汁液，1日分3次服用。此方取藕能清热生津，生姜能和胃止呕，适用于胃热而胃气不和，恶心呕吐，口渴口干。

食用提示

✔ 藕 + 虾 = 改善肝脏功能

✔ 藕 + 鳝鱼 = 滋阴健脾

✔ 藕 + 猪肉 = 健胃、强体

✔ 藕 + 牛蒡 = 排毒

✘ 藕 + 白萝卜 = 易伤脾胃

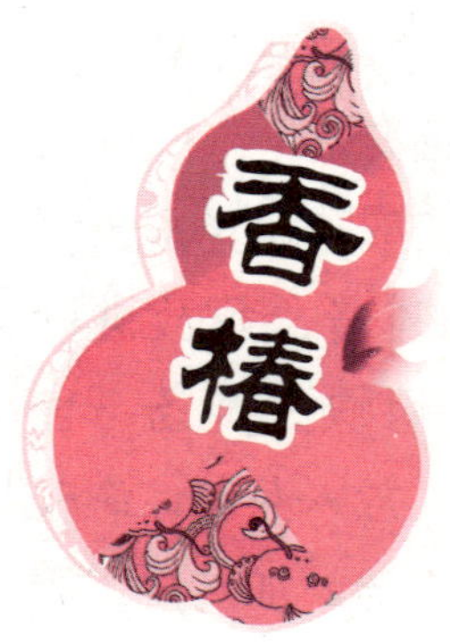

香椿，也叫香椿芽，是香椿树的嫩芽。由于具有独特的香味，是春季深受人们青睐的佳蔬。香椿的根、皮、果实都能入药。中医认为，香椿味苦性平，有清热解毒、健胃理气的功效。此外，香椿中还富含维生素 C、优质蛋白质和磷、铁等矿物质。

养生小档案

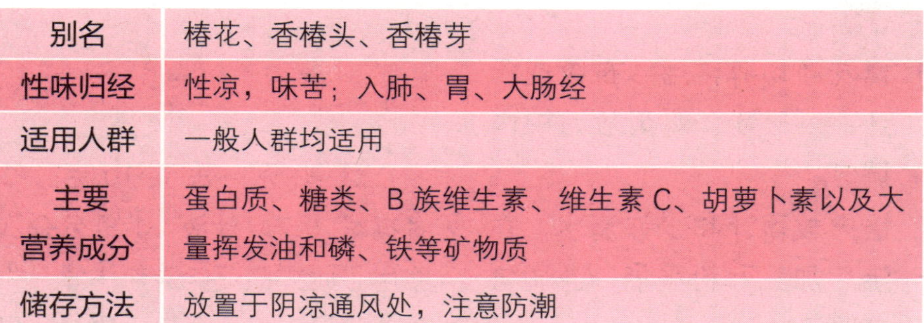

别名	椿花、香椿头、香椿芽
性味归经	性凉，味苦；入肺、胃、大肠经
适用人群	一般人群均适用
主要营养成分	蛋白质、糖类、B 族维生素、维生素 C、胡萝卜素以及大量挥发油和磷、铁等矿物质
储存方法	放置于阴凉通风处，注意防潮

功效妙用

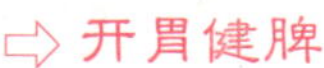

开胃健脾

香椿是时令名品，其中含有丰富的香椿素等挥发性芳香族有机物，可健脾开胃，增进食欲。

清热利湿

香椿具有清热利湿、利尿解毒的功效，是辅助食疗肠炎、痢疾、泌尿系统感染的良药。故民间有“常食香椿芽不染病”的说法。

抗衰老

香椿含有性激素样物质和维生素 E，有补阳滋阴的作用，故有“助孕素”的美称，还有抗衰老的功效。

养护脾胃私房菜

凉拌香椿

材料：香椿苗、橄榄油、白糖、

白醋、盐、生抽各适量。

做法

1. 香椿苗洗净焯水后用凉水过凉，沥干水分，待用。
2. 白糖、白醋、盐、生抽调匀。
3. 将拌好的配料倒入香椿苗拌匀，淋入适量橄榄油即可。

功效：理气，杀虫，涩肠止痢。

小提示：这道菜中生抽仅仅起到提鲜的作用，一定要少放，否则颜色不漂亮。

香椿炒山药

材料：山药450克，香椿50克，葱花、花生油、盐、味精、香油各适量。

做法

1. 将山药去皮，洗净切片；香椿去茎部，切末。
2. 将山药焯水，断生捞出。
3. 锅中加花生油烧热，下入葱花、香椿末爆香，加入山药、盐、味精炒匀，淋香油即可。

功效：健脾益气，除湿。

小偏方有奇效

方一：取香椿根的皮30克，银花藤25克，用水煎煮后去渣取汁，可每日饮1剂。此方具有润肠止血、健胃理气的功效。

方二：取嫩香椿叶、焦三仙各20克，藿香10克，莲子15克，用水煎煮后去渣取汁，可每日饮1剂，分2次饮用。此方具有健胃理气的功效，适用于脾胃虚弱、脘腹胀满。

方三：香椿嫩叶20克，藿香10克，焦三仙20克，莲子15克，水煎，每日服2次。对于脾胃虚弱、脘腹胀满、不思饮食等不适有较好的调养作用。

小提示：香椿芽以谷雨前采摘为佳，应吃早、吃鲜。谷雨后的香椿芽膳食纤维老化，口感变差，营养价值也会大大降低。平均每千克香椿含有30毫克以上的亚硝酸盐，老叶中更是高达每千克53.9毫克。开水烫可以有效降低亚硝酸盐的含量，所以，香椿最好先用开水烫过后再吃。

食用提示

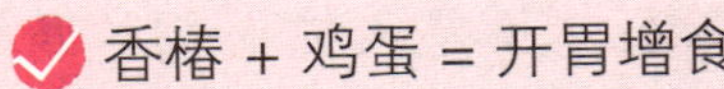

✔ 香椿 + 鸡蛋 = 开胃增食

✘ 香椿 + 牛奶 = 易腹胀

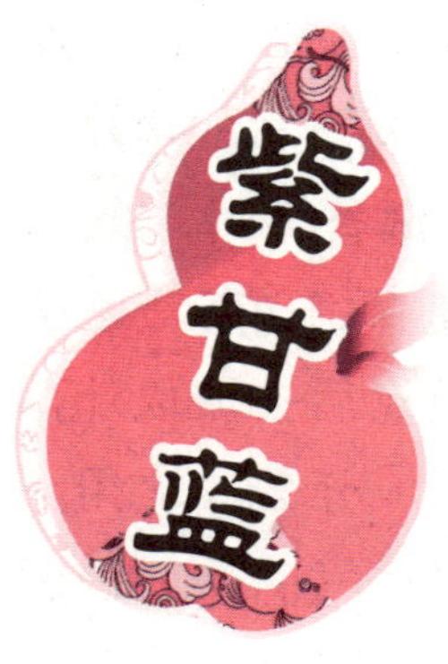

紫甘蓝看上去就是紫色的圆白菜，但其所具有的营养价值却很不同，紫甘蓝含有多种对人体有益的营养成分。其中以维生素 A 含量最多，并含有少量维生素 K_1。对人体有很好的保健作用，尤其维生素 K_1 是抗溃疡因子，因此常食用紫甘蓝对轻微溃疡有缓解作用。

养生小档案

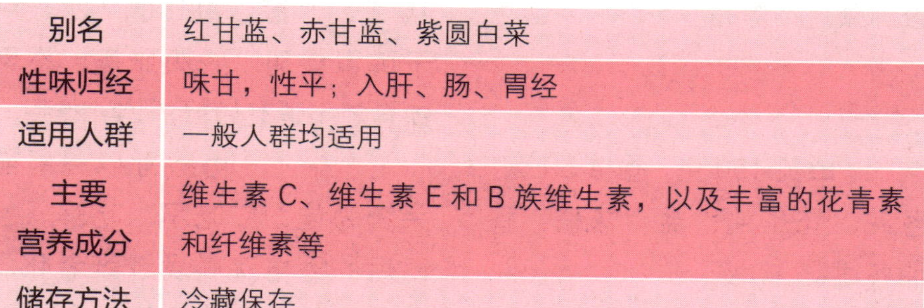

别名	红甘蓝、赤甘蓝、紫圆白菜
性味归经	味甘，性平；入肝、肠、胃经
适用人群	一般人群均适用
主要营养成分	维生素 C、维生素 E 和 B 族维生素，以及丰富的花青素和纤维素等
储存方法	冷藏保存

功效妙用

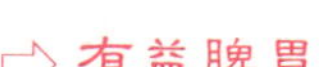

⇨ 有益脾胃

紫甘蓝具有益脾和胃、缓急止痛作用，可以缓解上腹胀气疼痛，脘腹拘急疼痛等不适。

⇨ 抗衰老

紫甘蓝中富含花青素，花青素虽然不是人体必需的营养素，却是最常见的抗氧化物质之一，对于延缓衰老很有帮助。紫甘蓝还含有丰富的维生素 C，也是重要的抗氧化物质。

⇨ 维护皮肤健康

紫甘蓝中含有丰富的硫元素，其主要作用是杀虫止痒，对于各种皮肤瘙痒、湿疹等疾患具有一定疗效，因而经常吃这种蔬菜对于维护皮肤健康十分有益。

⇨ 防癌

紫甘蓝含有一些硫化物，

是十字花科蔬菜的特殊成分，具有防癌作用。人们常将紫甘蓝、胡萝卜和花椰菜并称为防癌的“三剑客”。

养护脾胃私房菜

芥末拌甘蓝

材料： 紫甘蓝半个，沙拉酱、芥末、盐、白醋各适量。

做法

1. 将紫甘蓝洗净后切成细丝，然后放在容器里，加适量的盐腌制30分钟。
2. 腌好后，挤出水分。加入一大勺沙拉酱，并加入芥末和少许白醋拌匀即可。

功效： 开胃，增强食欲。

紫甘蓝拌豆腐丝

材料： 紫甘蓝、豆腐皮、香菜、蒜末、花椒、葱末、白醋、白糖、盐、色拉油各适量。

做法

1. 将紫甘蓝和豆腐皮分别洗净，切成丝备用；香菜洗净，切段备用。
2. 豆腐丝、紫甘蓝和香菜放一盆中，再把蒜末放在表面。
3. 炒锅内放油，放花椒炸香捞出，再将葱末放入锅中，炸香。
4. 将炸好的葱油倒入装紫甘蓝的盆中。放白醋、白糖和盐搅拌均匀即可。

功效： 此方具有健脾，开胃，生津的作用。

小偏方有奇效

将紫甘蓝洗净，榨汁，加入淘洗好的大米中，再加几滴白醋，蒸成米饭。可起到健脾和胃，预防胃溃疡的作用。

食用提示

- ✔ 紫甘蓝＋柿子椒＝促进胃肠蠕动
- ✔ 紫甘蓝＋鲤鱼＝有利于营养吸收
- ✔ 紫甘蓝＋虾米＝防癌强身
- ✔ 紫甘蓝＋黑木耳＝补肾壮骨、健脑通络
- ✘ 紫甘蓝＋苹果＝影响维生素的吸收

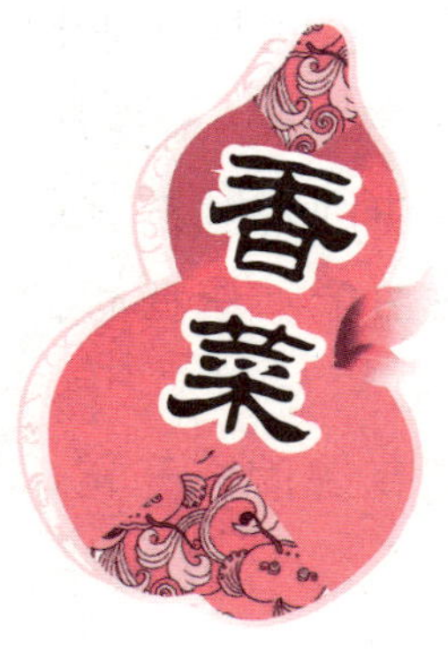

香菜

香菜是人们最熟悉不过的提味蔬菜，北方人俗称“芫荽”。香菜的嫩茎叶中含有甘露糖醇、正癸醛、壬醛和芳樟醇等挥发油类物质，这是它有特殊香味的主要原因，具有刺激食欲，促进消化等功能。中医认为，香菜性温味甘，适度吃点儿香菜可起到祛风散寒的作用。

养生小档案

别名	香草、香戎、香茸、蜜蜂草、园荽、香荽、芫荽、胡荽
性味归经	性温，味辛；归脾、胃、肺经
适用人群	一般人群均适用
主要营养成分	含蛋白质、钙、磷、铁、胡萝卜素和多种维生素
储存方法	冷藏或常温储藏

功效妙用

⇨ 消食开胃

中医认为，香菜辛温香窜，内通心脾，外达四肢，辟一切不正之气，为温中健胃养生食品。经常适量使用，有消食下气、醒脾调中的功效，是养脾益胃的理想蔬菜。香菜特有的香气还可以增加食欲，让人胃口大开。

⇨ 祛除寒气

体质虚寒的人适度吃点儿香菜，可起到温里散寒的作用，可缓解胃脘冷痛、消化不良等症状。

煮粥时放入消食理气的橘皮、温胃散寒的生姜，在即将出锅时撒入香菜末，做成香菜粥，对食欲不佳、消化不良有很好的调养作用。此外，外用香菜煎汤熏洗，或乘热频擦，有助于麻疹透发。

养护脾胃私房菜

香菜猪肝汤

材料： 鲜香菜 100 克，鲜猪肝 250 克，生姜、盐各适量。

做法

1. 将香菜洗净，猪肝洗净切片，生姜切碎。
2. 锅中加水 500 毫升，烧开后入猪肝、生姜，猪肝将熟时加入香菜、盐即可。

功效： 此汤具有补肝和胃，促进食欲的功效，适用于脾胃不和所致的嗳气反酸，不欲饮食等病症。

香菜柠汁鸡肫

材料： 鸡肫 300 克，香菜 100 克，姜丝 50 克，料酒、油、盐、柠檬汁、剁椒酱各适量。

做法

1. 鸡肫切薄片，热水冲一下。
2. 鸡肫沥干水，加少许柠檬汁、盐，腌 10 分钟，再次沥干水。
3. 热油锅，爆姜丝，加入鸡肫爆炒，加少许料酒、剁椒酱。
4. 关火，加香菜拌一下，起锅。

功效： 此菜开胃健脾。香菜助消化，鸡肫益脾胃，相得益彰。

香菜豆腐汤

材料： 嫩豆腐 1 盒，香菜 150 克，熟咸鸭蛋 1 个，盐、鸡精、胡椒粉、花生油各适量。

做法

1. 豆腐洗净，切块，在沸水中氽烫，捞起。
2. 咸鸭蛋切粒，香菜洗净。
3. 锅内放水，烧开，加花生油，放入豆腐、鸭蛋粒、盐、胡椒粉，大火煮沸，中火煮 2 分钟，加香菜、鸡精即可。

功效： 鲜香清淡，健脾，开胃。

小偏方有奇效

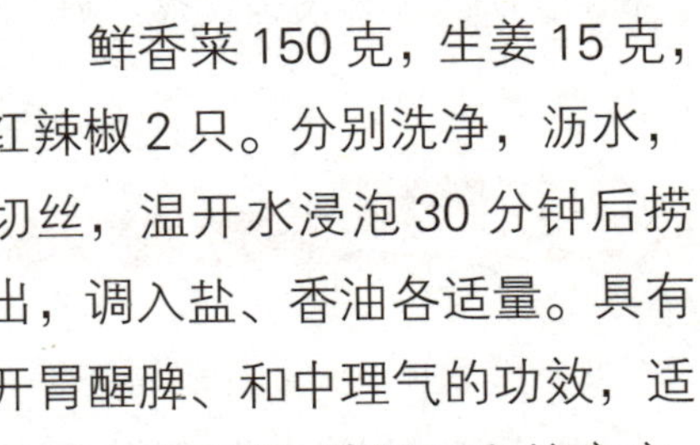

鲜香菜 150 克，生姜 15 克，红辣椒 2 只。分别洗净，沥水，切丝，温开水浸泡 30 分钟后捞出，调入盐、香油各适量。具有开胃醒脾、和中理气的功效，适用于食欲不振、脾胃不和等病症。

食用提示

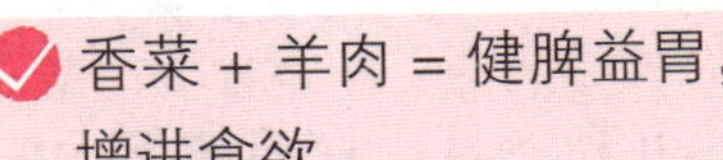

- 香菜 + 羊肉 = 健脾益胃，增进食欲
- 香菜 + 鳝鱼 = 促进营养吸收

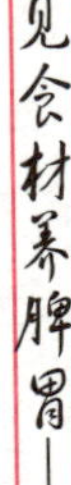

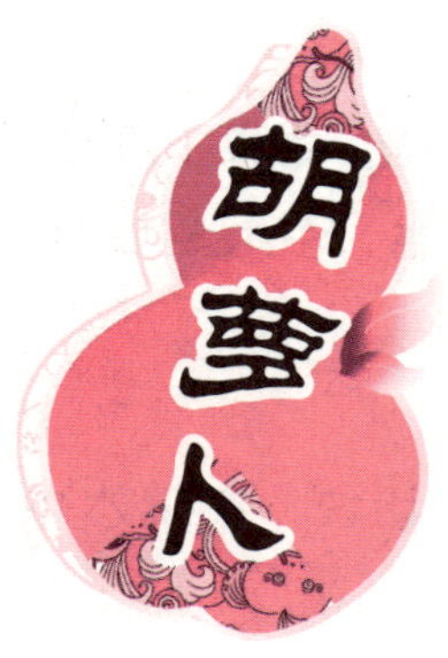

胡萝卜的营养价值久已被人们认识，尤其是其中所含的胡萝卜素在蔬菜中是最多的。明代李时珍在《本草纲目》中记载："元时始自胡地来，气味微似萝卜，故名。"因其肉质根含有丰富的类胡萝卜素、可溶性糖、淀粉、纤维素、多种维生素以及多种矿物质，故有"小人参"之称。

养生小档案

别名	黄萝卜、红萝卜
性味归经	性平，味甘；入肺、脾经
适用人群	一般人群均适用
主要营养成分	维生素 A、蛋白质、脂肪、糖类、铁，另含果胶、多种氨基酸
储存方法	将两头切掉，放入冰箱冷藏即可

功效妙用

⇨ 调理脾胃、利膈宽肠

胡萝卜熟吃有调理脾胃的作用。其中富含的植物纤维可增加胃肠蠕动，促进代谢，通便防癌。

⇨ 降糖降脂

胡萝卜具有降低血脂、降血压及强心作用，是高血压、冠心病患者的食疗佳品。

⇨ 明目

胡萝卜含有大量胡萝卜素，进入机体后，在肝脏及小肠黏膜内经过酶的作用，可合成维生素 A，有补肝明目的作用，可治疗夜盲症。

养护脾胃私房菜

拌胡萝卜丝

材料：胡萝卜 250 克，香菜 50

克，白糖30克，醋20克，盐8克，味精3克，香油15克。

做法

1. 胡萝卜洗净，切成5厘米长的细丝，放在碗中，加入约5克盐拌匀；香菜摘净去根，洗净，切成3厘米长的段。
2. 胡萝卜丝用清水洗净，挤去水分，放入盆内。
3. 加入香菜、白糖、醋、味精、香油及余下的盐，拌匀盛入盘内即成。

功效：开胃健脾，清肝明目。

番茄肉片胡萝卜汤

材料：猪瘦肉150克，番茄100克，胡萝卜250克，大蜜枣4个，水淀粉、盐、黄酒、清汤各适量。

做法

1. 番茄洗净，切成小块；猪瘦肉切薄片，用盐、黄酒、水淀粉抓匀上浆；胡萝卜去皮，切成圆片；蜜枣去核，切成丝备用。
2. 锅内加清汤，烧开后放入胡萝卜、番茄、蜜枣烧开，改中火煮至胡萝卜熟烂。
3. 汤锅移旺火上，煮沸后氽入肉片，待肉片上浮，加盐调味即可食用。

功效：此方具有调理肠胃，增进食欲的功效。

小偏方有奇效

方一：胡萝卜250克，洗净切片，粳米100克，同放锅内煮粥。具有润肺益脾、美颜的功效。

方二：胡萝卜500克，生鱼1条(约300克)，猪瘦肉100克，红枣10枚，陈皮1片。将全部材料放入锅内，大火煮沸后，小火煲半小时，调味佐膳。对于脾胃气虚、手术后体弱、饮食欠佳等有调养作用。

方三：胡萝卜加红糖或茶叶同煎，可辅助食疗儿童单纯性消化不良。

食用提示

- 胡萝卜＋山药＝健胃补脾
- 胡萝卜＋蜂蜜＝排毒
- 胡萝卜＋大米＝改善胃肠功能

水果类

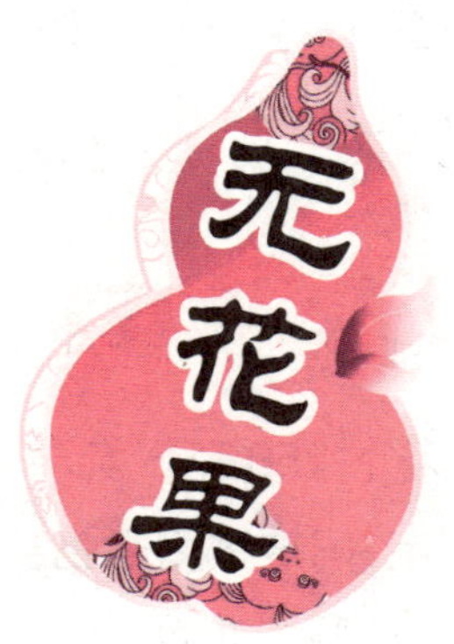

无花果营养丰富，健胃清肠的效果颇佳。无花果既可以当鲜果生吃，也可制成干果食用。果实中含有大量果胶和维生素，果实吸水膨胀后，能吸附多种化学物质，所以食用后能使肠道有害物质被吸附，并排出体外，从而净化肠道，并促进有益菌类繁殖。

养生小档案

别名	映日果、奶浆果、蜜果、树地瓜、文先果、明目果
性味归经	味甘，性凉；归肺、胃、大肠经
适用人群	一般人群均适用
主要营养成分	枸橼酸、延胡索酸、丙二酸、莽草酸、苹果酸、蛋白质、脂肪、糖类及钙、磷、铁等
储存方法	新鲜无花果最好现吃；干品置于阴凉干燥处存放

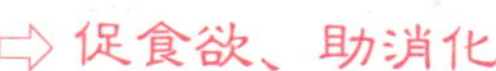

功效妙用

⇨ 促食欲、助消化

无花果含有苹果酸、柠檬酸、脂肪酶、蛋白酶、水解酶等，能帮助人体对食物的消化，增进食欲。又因其含有多种脂类，故具有润肠通便的作用。便秘者可经常食用无花果或其药膳。

⇨ 减少脂肪堆积

无花果所含的脂肪酶、水解酶等可减少脂肪在血管壁的沉积，起到降血压、预防冠心病的作用。

⇨ 防癌

无花果的果实乳汁对肿瘤细胞有一定的抑制作用，平日里可经常饮用。

养护脾胃私房菜

无花果炖排骨

材料： 无花果8个，排骨500克，陈皮10克，枸杞子20克，盐、酱油、色拉油、胡椒各少许。

做法

1. 把无花果洗干净，切成小块。
2. 用热开水烫排骨，加无花果、枸杞子、陈皮入锅中，注入适量水，用大火煮20分钟至沸腾，再调成中火，续煮1小时。
3. 待无花果煮烂，肉也煮软，用盐调味。
4. 排骨肉取出，蘸混合调味料（酱油、色拉油、胡椒搅匀）食用，汤可单独饮用。

功效： 健脾，益肾。

无花果胡萝卜瘦肉汤

材料： 干无花果4~6颗，胡萝卜1根，瘦猪肉200~300克，盐适量。

做法

1. 胡萝卜洗净去皮，切成小块；猪肉切成大块（猪肉最好用开水烫一下，去掉血水）。
2. 把洗净的无花果、胡萝卜、猪肉放进砂锅里，加清水3~4碗。
3. 大火烧开10分钟后，转小火再煮40~50分钟，加盐调味即成。

功效： 健脾消食，润肠通便。这个汤很适合在干燥的季节或夏天食用。

小偏方有奇效

鲜无花果10个洗清，猪大肠100克，绍酒10克，姜、葱、盐各5克，花椒3克，高汤300毫升，胡椒粉适量。将无花果洗净，切成薄片；猪大肠洗净，切成2厘米长的段；姜切片，葱切段。把无花果、猪大肠同放炖锅内，加适量水，再放入姜、葱、绍酒、花椒。用大火煮沸后改小火炖煮1小时，加盐调味即成。具有健胃清肠，解毒消肿的功效。

小提示： 脂肪肝患者、脑血管意外患者、腹泻者不适宜食用；大便溏薄者不宜生食。

食用提示

✔ 无花果 + 猪肉 = 健胃利肠、消炎解毒

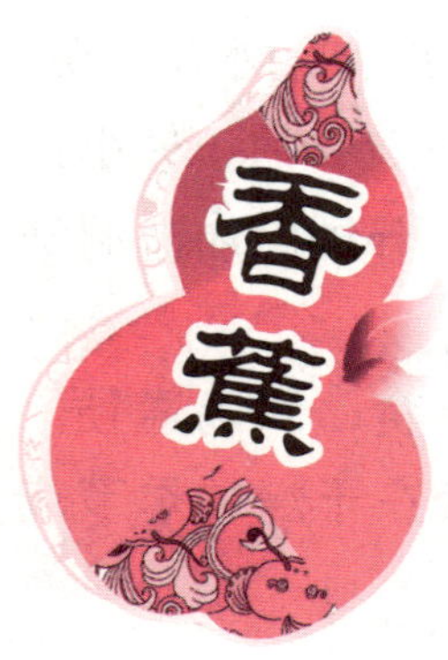

香蕉营养非常丰富，在国外一直享有“圣果”、“智慧之果”和“绿色象牙”的美誉。香蕉所含有的泛酸等成分是人体的“开心激素”，能减轻心理压力，令人心情愉快。值得一提的是，香蕉含有能预防胃溃疡的化学物质5－羟色胺，可缓解胃酸对胃黏膜的刺激，保护胃黏膜。

养生小档案

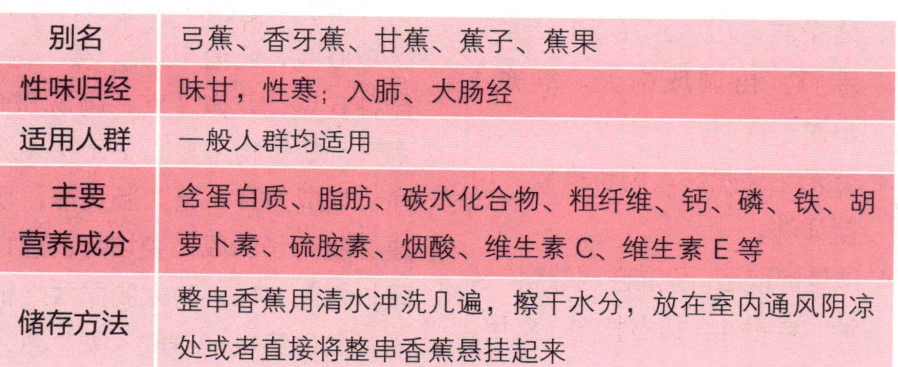

别名	弓蕉、香牙蕉、甘蕉、蕉子、蕉果
性味归经	味甘，性寒；入肺、大肠经
适用人群	一般人群均适用
主要营养成分	含蛋白质、脂肪、碳水化合物、粗纤维、钙、磷、铁、胡萝卜素、硫胺素、烟酸、维生素C、维生素E等
储存方法	整串香蕉用清水冲洗几遍，擦干水分，放在室内通风阴凉处或者直接将整串香蕉悬挂起来

功效妙用

保护胃黏膜、润肠道

香蕉能缓和胃酸的刺激，保护胃黏膜。香蕉内含丰富的可溶性纤维，也就是我们平时所说的果胶，该物质可帮助消化，调整肠胃功能，是一种对人体极其有益的营养物质。中医认为，香蕉有清热润肠、润肺解酒的功效。适用于肠胃积热所致的热秘，如大便干结，小便短赤，面红身热，或兼有腹胀腹痛，口干口臭。

有助睡眠

香蕉对失眠或情绪紧张也有疗效，因为香蕉所含的氨基酸，具有安抚神经的效果，因此在睡前吃点香蕉，可起到镇静作用。

养护脾胃私房菜

桂花冰糖炖香蕉

材料： 香蕉 1 根，干桂花适量，冰糖 5 克，枸杞子 10 克。

做法

1. 香蕉去皮切片，装盘；枸杞子洗净，用清水浸泡，待用。
2. 冰糖切碎，撒在香蕉上，再撒入枸杞子和干桂花。
3. 锅中烧水，水开后放入香蕉隔水蒸 8 分钟即可。

功效： 清肺健脾，开胃醒酒。

香蕉粥

材料： 新鲜香蕉 250 克，冰糖、粳米各 100 克。

做法

1. 先将香蕉去皮，切成块状。
2. 粳米淘洗干净，以清水浸泡 60 分钟后捞出沥干。
3. 锅内倒入 1000 毫升清水，加入粳米，用旺火煮沸，再加入香蕉块、冰糖，改用小火煮 30 分钟即成。

功效： 本粥具有养胃止渴，润肠通便，润肺止咳的功效。适用于津伤烦渴、肠燥便秘、痔疮出血、咳嗽日久及习惯性便秘、高血压、动脉粥样硬化等患者食用。

小偏方有奇效

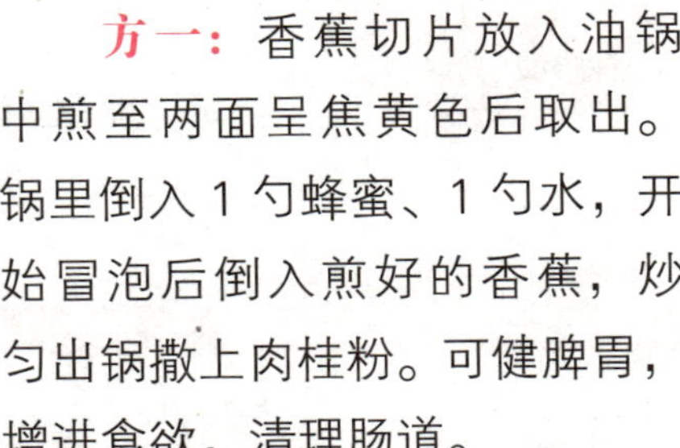

方一： 香蕉切片放入油锅中煎至两面呈焦黄色后取出。锅里倒入 1 勺蜂蜜、1 勺水，开始冒泡后倒入煎好的香蕉，炒匀出锅撒上肉桂粉。可健脾胃，增进食欲，清理肠道。

方二： 香蕉去皮并捣烂成泥；橘子洗净，捣烂取汁。将橘子汁混入香蕉泥中，再加入蜂蜜并调匀即可饮用。具有清热解毒、润肠通便、止咳化痰的功效。可用于缓解虚火上炎，大便秘结，痰多咳嗽等病症。

食用提示

- ✓ 香蕉 + 牛奶 = 促进营养吸收
- ✓ 香蕉 + 燕麦 = 改善睡眠
- ✓ 香蕉 + 苹果 = 排毒
- ✗ 香蕉 + 芋头 = 易腹胀

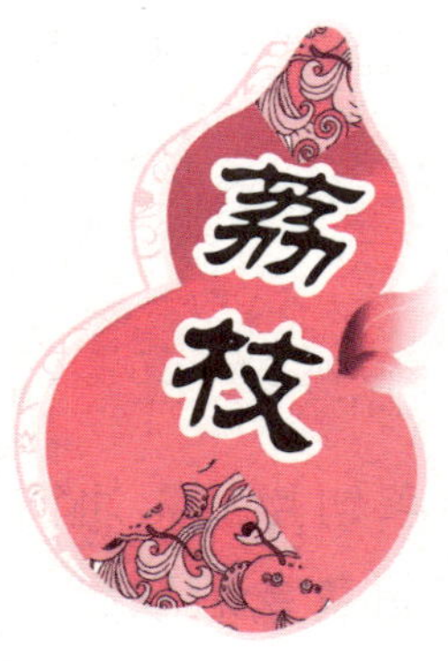

荔枝、香蕉、菠萝和龙眼号称“南国四大果品”。荔枝是一种非常鲜美多汁的水果，备受人们的喜爱。荔枝有补益气血、生津和胃、丰肌泽肤等功效。不仅这些，荔枝还是病后初愈者理想的食物。现代医学研究发现，荔枝有改善消化功能的作用，而且其所含的营养成分极易为人体吸收。

养生小档案

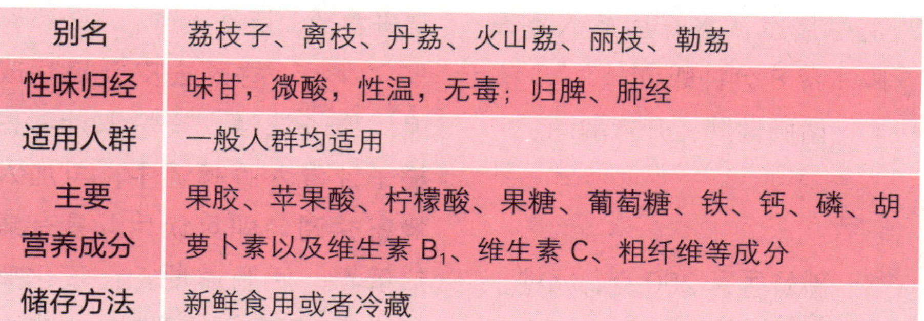

别名	荔枝子、离枝、丹荔、火山荔、丽枝、勒荔
性味归经	味甘，微酸，性温，无毒；归脾、肺经
适用人群	一般人群均适用
主要营养成分	果胶、苹果酸、柠檬酸、果糖、葡萄糖、铁、钙、磷、胡萝卜素以及维生素 B_1、维生素 C、粗纤维等成分
储存方法	新鲜食用或者冷藏

功效妙用

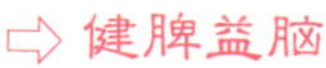

⇨ 健脾益脑

中医认为，荔枝性温味甘，具有补脑健身，开胃益脾，促进食欲之功效。

养护脾胃私房菜

荔枝炒鸡丁

材料：荔枝300克，鸡胸肉200克，葱2根，青、红椒各1/2个，盐1/4茶匙，蛋清1个，太白粉1大匙，白葡萄酒1茶匙，盐1/3茶匙，水1大匙，食用油适量。

做法

1. 荔枝去外壳及籽；葱切小段；青、红椒切菱形片，备用。
2. 鸡胸肉切丁，放入1/4茶匙的盐及1个蛋清和适量太白粉，搅拌均匀。
3. 锅内加入适量的油烧至四分

热，入鸡丁滑开，待肉变白后，再加入荔枝、青、红椒略翻一下即可捞出沥干。

4. 锅中留油 1 茶匙，爆香葱段后，依序加入白葡萄酒、鸡丁、荔枝肉及适量的盐和太白粉拌炒均匀即可。

功效： 益脾胃，助消化吸收。

荔枝西米露

材料： 荔枝 10 颗，鲜薄荷 2 茎，西米适量，柠檬汁少许。

做法

1. 薄荷加水，放入冰箱冻成冰块备用；留一片薄荷叶备用；煮开西米，放凉备用。
2. 将荔枝剥皮去核，放入搅拌机中加水搅拌均匀。
3. 滤出荔枝液装入杯中，滴上柠檬汁调味。加入西米，放入薄荷冰，装饰上薄荷叶即可。

功效： 美味爽口，健脾益胃，助消化。

荔枝红枣粥

材料： 糙米 150 克，荔枝 6 颗，红枣 15 颗。

做法

1. 糙米泡一晚后放入红枣再泡 30 分钟。
2. 荔枝剥壳、去核。
3. 锅中放入足够的清水煮开，水开后倒入糙米、荔枝煮 30 分钟；放入红枣，再煮至糙米熟透即可。

功效： 养血，益脾。

小偏方有奇效

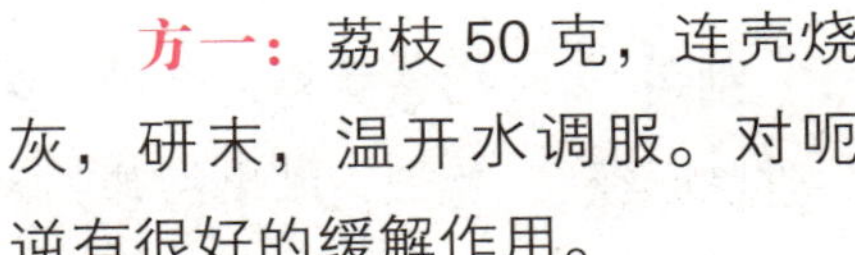

方一： 荔枝 50 克，连壳烧灰，研末，温开水调服。对呃逆有很好的缓解作用。

方二： 5 枚干荔枝肉，用适量黄酒煮 20 分钟，每日服用，连服数日，对于脾胃虚寒有调养作用。

方三： 干荔枝肉 15 克，扁豆 30 克，水煎服，每日 1 次。对于脾虚引起的泄泻有调养作用。

食用提示

- ✓ 荔枝 + 绿豆汤 = 避免上火
- ✓ 荔枝 + 猪肉 = 健脾益胃
- ✓ 荔枝 + 红枣 = 补血、养颜
- ✗ 荔枝 + 黄瓜 = 营养降低
- ✗ 荔枝 + 李子 = 易上火

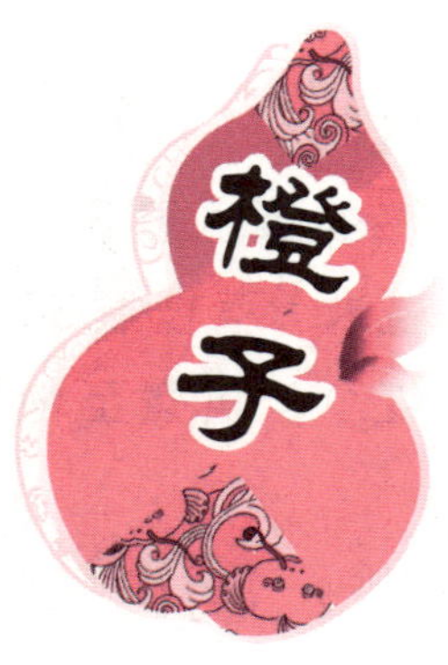

橙子

橙子清香诱人，且富含多种人体必需的营养素，尤以维生素C和β–胡萝卜素著称。可促进肠道蠕动，有利于清肠通便，排出体内有害物质。中医认为，橙子健脾益胃，且具有很好的助消化作用。另外，橙皮性味甘苦而温，止咳化痰功效胜过陈皮，是缓解感冒咳嗽、食欲不振、胸腹胀痛的良药。

养生小档案

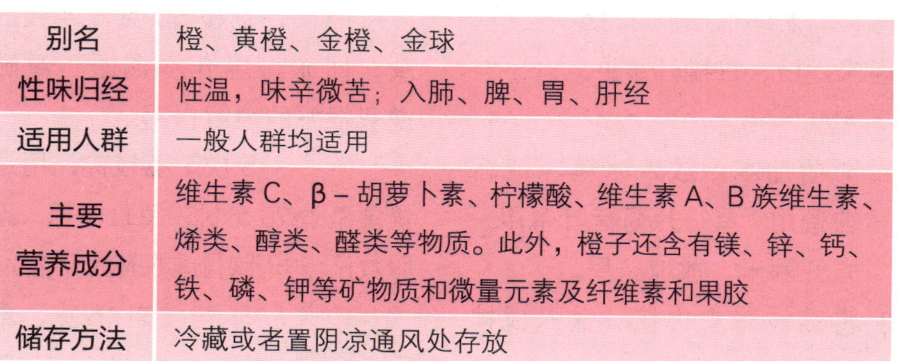

别名	橙、黄橙、金橙、金球
性味归经	性温，味辛微苦；入肺、脾、胃、肝经
适用人群	一般人群均适用
主要营养成分	维生素C、β–胡萝卜素、柠檬酸、维生素A、B族维生素、烯类、醇类、醛类等物质。此外，橙子还含有镁、锌、钙、铁、磷、钾等矿物质和微量元素及纤维素和果胶
储存方法	冷藏或者置阴凉通风处存放

功效妙用

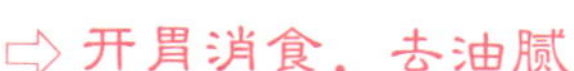

开胃消食，去油腻

橙子有和中开胃、降逆止呕之功，常用于饮食停滞而引起的呕吐、肝胃郁热等。具有生津止渴、开胃下气的功效。饭后食橙子或饮橙汁，有解油腻、消积食、止渴、醒酒的作用。经常食用，可促进肠道蠕动，有利于清肠通便，排出体内有害物质。

缓解咳嗽感冒

橙子还具有止咳化痰的功效，是感冒咳嗽、食欲不振、胸腹胀痛的食疗佳果。

防癌

橙子中的营养成分能有效清除体内有害的自由基，抑制肿瘤细胞的生长。

养护脾胃私房菜

橙子蒸蛋

材料： 橙子若干个，鸡蛋若干个，糖各适量。

做法

1. 橙子外皮洗净，切去一部分，用勺子将橙子瓤挖干净；榨成橙汁备用。
2. 碗内打入鸡蛋液，加入适量橙汁和糖，搅拌均匀。
3. 将鸡蛋糊放入橙子壳，盖上切下来的橙子皮，用牙签固定好。
4. 上锅隔水蒸10分钟左右。待蛋糊熟透，取出即可。

功效： 此方具有开胃健脾，助消化的作用。

糖渍橙皮

材料： 橙子3~4个，白糖200克。

做法

1. 橙子洗净，将头尾两端的皮平整地切除，沿着橙子的弧度轻轻划4刀，便可轻易将橙皮剥下。
2. 橙皮入沸水中煮10分钟，取出稍晾，将白瓤部分尽量刮除干净，然后切细丝。
3. 锅中放入白糖和水，用小火加热，不断搅拌至融化，倒入橙皮丝，煮至汤汁浓稠、橙皮呈半透明状。
4. 将煮好的橙皮捞出，撒上白糖，翻拌使每个橙皮丝都沾满白糖即可。

功效： 具有理气化痰、健胃除湿、降血压等功能。

小偏方有奇效

橙子洗净，连皮切成丁；红茶包一个，放入适量冰糖，冲上开水，把橙丁也放入红茶壶中。等泡出颜色就可以喝了，也可把冰糖换成蜂蜜。常喝可健脾、养胃。

食用提示

- ✔ 橙子＋橘子＝增强免疫力
- ✔ 橙子＋桂圆＝健脾补血
- ✔ 橙子＋银耳＝润肺健脾
- ✔ 橙子＋鸡蛋＝助消化
- ✘ 橙子＋牛奶＝影响吸收
- ✘ 橙子＋虾＝不易消化

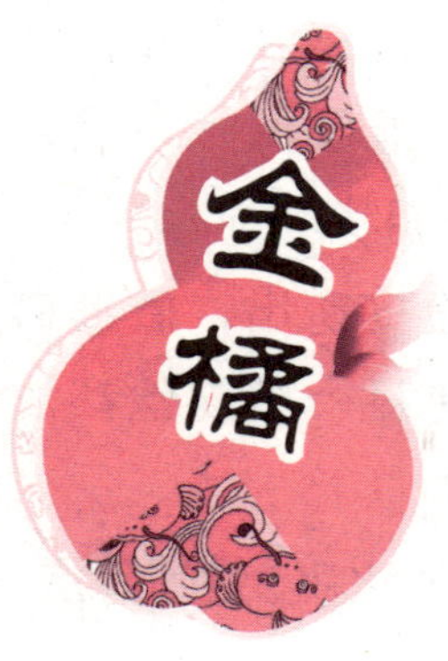

金橘为芸香科灌木或小乔木植物金橘、金弹等的成熟果实。金橘皮色金黄、皮薄肉嫩、汁多香甜。由于皮肉难分，洗净后可连皮带肉一起吃下。金橘含有特殊的挥发油、金橘苷等物质，具有令人愉悦的香气，其味酸甜可口，具有增加食欲，促进消化等多种功效。

养生小档案

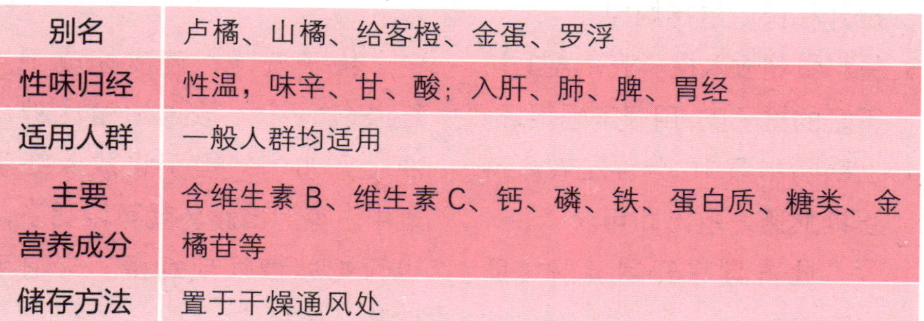

别名	卢橘、山橘、给客橙、金蛋、罗浮
性味归经	性温，味辛、甘、酸；入肝、肺、脾、胃经
适用人群	一般人群均适用
主要营养成分	含维生素 B、维生素 C、钙、磷、铁、蛋白质、糖类、金橘苷等
储存方法	置于干燥通风处

功效妙用

⇨ 补中理气、助消化

中医认为，金橘有理气、补中、解郁、消食、散寒、化痰、醒酒等作用，可用于胸闷郁结、酒醉口渴、消化不良、食欲不振、咳嗽等症。

⇨ 预防心血管病

金橘对维护心血管功能，防止血管硬化、高血压等疾病有一定的作用。

⇨ 美容护肤

金橘可预防色素沉淀，增进皮肤光泽与弹性，延缓衰老，避免肌肤松弛生皱。

养护脾胃私房菜

金橘酱

材料： 金橘 10 个，白糖 2 大匙，麦芽糖 1 大匙，盐 1/2 大匙，水

50 毫升。

做法

1. 金橘洗净，剥下外皮，果肉去籽，备用。
2. 金橘皮放入沸水锅中汆烫 2 分钟，捞出备用。
3. 将金橘果肉和皮加水一起放入果汁机中打成酱汁，倒出备用。
4. 往酱汁中加入白糖、麦芽糖、盐，放入锅中以小火煮 10 分钟即可。

功效：理气，补中，助消化。

金橘果酱小蛋糕

材料：金橘酱 100 克，低筋面粉 80 克，鸡蛋 2 个，白糖 30 克，色拉油 50 克，奶粉 5 克，泡打粉 1/2 茶匙。

做法

1. 鸡蛋打散，加入白糖搅匀。
2. 再加入色拉油、金橘酱拌匀。
3. 筛入低筋面粉、奶粉、泡打粉的混合粉，拌匀。
4. 然后盛入小纸杯中，8 分满即可。烤箱预热 160℃，中火烤 20~25 分钟即可。

功效：开胃，助消化。尤其适合食欲不佳的幼儿食用。

小偏方有奇效

方一：金橘 500 克，冰糖 100 克，蜂蜜 3 匙。将金橘洗净用淡盐水浸泡 1 小时，再用手轻轻搓洗一下，沥干水。用刀对切两半，挑去籽；放入砂锅内加入冰糖和水，大火烧开后转小火煮 15 分钟左右至软，关火后在砂锅内闷 8 个小时。捞出放入干净的密封瓶罐或保鲜盒内，淋上蜂蜜盖紧后放入冰箱冷藏。有开胃、健脾的功效。

方二：金橘（或橘饼）2~3 个，炒谷芽 15 克。将金橘洗净，压扁，将炒谷芽放入砂锅内，加冷水 200 毫升，浸泡片刻，煎煮 10 分钟后，再放入金橘煮 5 分钟，将汤汁滗出，再加水煎 1 次，将两次汤汁合并，可加入少量糖，当茶饮。健脾、理气，可缓解由肠道产生气体过多而导致的腹胀、肠痉挛等。

食用提示

- ✓ 金橘 + 冰糖 = 润肺健脾
- ✓ 金橘 + 蜂蜜 = 滋阴养脾
- ✗ 金橘 + 虾 = 影响消化

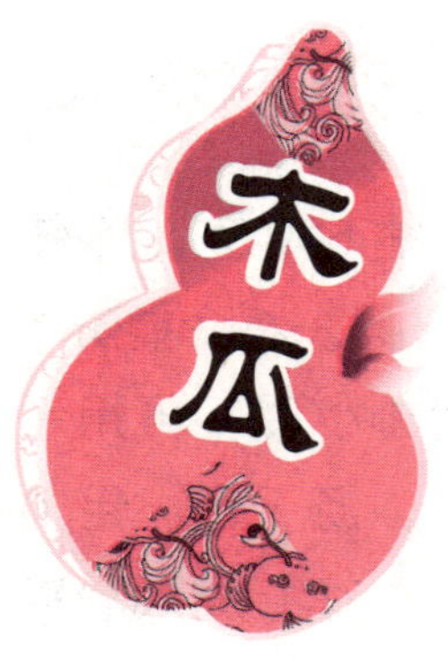

木瓜果肉厚实细致、香气浓郁、质润汁多、甜美可口、营养丰富，有“百益之果”、“水果之皇”、“万寿瓜”的雅称，是岭南四大名果之一。木瓜富含17种以上的氨基酸及钙、铁等，还含有木瓜蛋白酶、番木瓜碱等。一般人都知道木瓜有美容丰胸的作用，实际上木瓜也是健脾养胃的好食材。

养生小档案

别名	番木瓜、番瓜
性味归经	性平、微寒，味甘；归肝、脾经
适用人群	一般人群均适用。过敏体质者慎食；孕妇不宜吃
主要营养成分	木瓜酶、维生素C及钙、磷等矿物质
储存方法	常温储存

功效妙用

健脾消食

现代医学发现，木瓜中含有一种酵素，能消化蛋白质，有利于人体对食物进行消化和吸收，故有健脾消食之功。

止吐泻、舒经络

木瓜可治疗湿浊阻滞中焦导致吐泻、足腓肠肌挛急的病症。

养护脾胃私房菜

青木瓜煲鸡汤

材料：青木瓜1个（约400克），鸡半只，姜3片，白胡椒粉1/4汤匙，米酒1汤匙，盐少许。

做法

1. 青木瓜洗净去皮，切半去籽，切成块状。
2. 鸡洗净斩件，汆水捞起。
3. 锅内加水，煮沸后放入青木瓜、

鸡块、姜片和米酒，大火煮20分钟，转小火煲1个小时，撒盐和白胡椒粉调味即可。

功效： 有平肝和胃，增强体质的作用。

燕麦木瓜红枣羹

材料： 木瓜半个，燕麦片半碗，鲜红枣8颗，冰糖数粒。

做法

1. 木瓜削皮去籽，切成细丁；鲜红枣洗净，拍扁去核。
2. 锅内加入适量清水，煮开后放入枣肉，煮10分钟，放入燕麦片，稍加搅拌。
3. 再次煮沸后倒入木瓜丁和冰糖，待冰糖融化即可。

功效： 益肝和胃，滋阴，补血，养颜。

木瓜牛奶

材料： 牛奶200克，冰糖20克，木瓜1个。

做法

1. 将木瓜去皮，从中对剖，挖去籽和瓤。
2. 将木瓜切成小丁。
3. 取一大碗，将牛奶、木瓜、冰糖倒入碗中混合，入锅中蒸15~20分钟即可。

功效： 健脾益胃，保护胃黏膜。

小偏方有奇效

木瓜1个，去皮，在3/4的位置切开，掏掉籽，洗净。猪心1个，切片，焯水后装入木瓜中；将木瓜盖盖上，用牙签固定好。取一空碗，加水、生姜、小葱、料酒，然后将固定好的木瓜放入碗内，放入锅内，蒸1.5小时后食用。对于胃部不适有很好的缓解作用。

食用提示

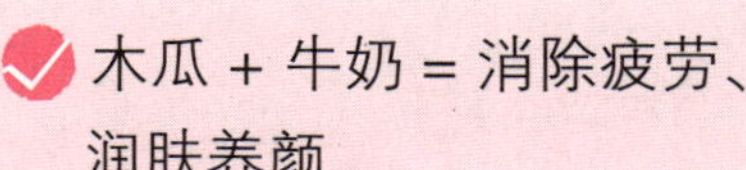

- ✓ 木瓜 + 牛奶 = 消除疲劳、润肤养颜
- ✓ 木瓜 + 带鱼 = 补气、养血
- ✓ 木瓜 + 莲子 = 清心润肺、健胃益脾
- ✓ 木瓜 + 猪肉 = 有助于蛋白质吸收
- ✗ 木瓜 + 南瓜 = 降低营养价值

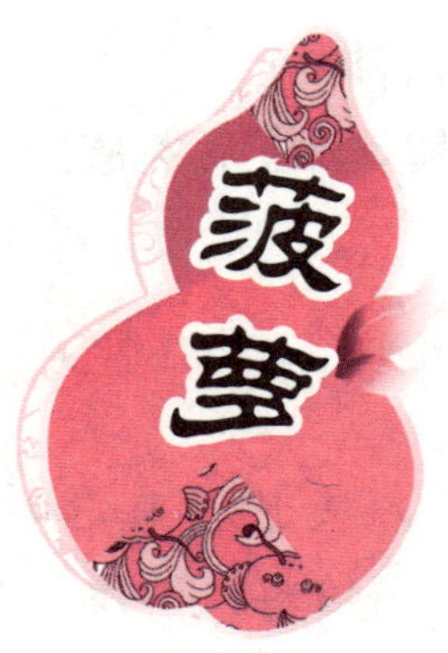

菠萝一上市，满大街都能闻到它散发出的浓郁香味。菠萝口味酸甜，不仅可以生吃，还可以入菜、煲汤、做粥以及制作各种风味小食。菠萝含有人体必需的维生素C、胡萝卜素以及易为人体吸收的钙、铁、镁等微量元素。菠萝具有很好的助消化作用，所含的消化酶，可加快脂肪分解。

养生小档案

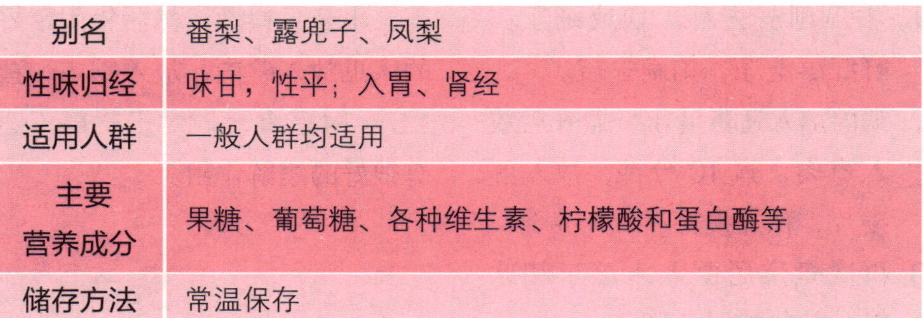

别名	番梨、露兜子、凤梨
性味归经	味甘，性平；入胃、肾经
适用人群	一般人群均适用
主要营养成分	果糖、葡萄糖、各种维生素、柠檬酸和蛋白酶等
储存方法	常温保存

功效妙用

⇨ 助消化、利肠胃

菠萝的诱人香味来自其所含的酸丁酯，具有刺激唾液分泌及促进消化的功效。可健胃消食、补脾止泻、清胃解渴。菠萝中所含的消化酶可以分解蛋白质和脂肪，对于长期食用过多肉类及油腻食物的人来说，是一种很适合的保健水果。

⇨ 缓解炎症水肿

菠萝所含的成分能溶解阻塞于组织中的纤维蛋白和血凝块，改善局部的血液循环，从而缓解炎症和水肿。

⇨ 美容、健体

菠萝含丰富的B族维生素，能有效滋养肌肤，防止皮肤干裂，同时也可以消除身体的紧张感、增强机体免疫力。

养护脾胃私房菜

菠萝鸡片

材料： 鸡脯肉300克，菠萝150克，香菇、水发玉兰片、火腿各15克，蛋清1个，水淀粉、料酒、味精、盐、食用油各适量，清汤150毫升。

做法

1. 鸡脯肉去皮、筋，洗净，切成片，用蛋清、料酒、味精、盐腌好；香菇、火腿切成片。
2. 鸡脯片用温油滑开，将香菇、玉兰片、火腿片一同下锅，稍滑一下即倒入漏勺内控油。
3. 另一灶上坐锅，加油少许，入清汤150毫升，加入盐、味精，用水淀粉勾芡，再将鸡片、香菇片、玉兰片、火腿片下锅，加入菠萝，淋上鸡油即成。

功效： 清热解暑，生津止渴。适宜于炎夏季节作解暑佳肴。

水果花草茶

材料： 菠萝1块，玫瑰茄3~4个，菊花10克，苹果半个，金银花6克，大枣4个，冰糖、蜂蜜各适量。

做法

1. 苹果、菠萝切小块，菠萝放在盐水里泡一下，待用；大枣、金银花、玫瑰茄、菊花用热水泡一下，洗干净取出。
2. 锅中加入两碗水，放入苹果、菠萝、大枣，小火慢煮15分钟，倒入壶里。与玫瑰茄、金银花、菊花、冰糖一起泡一下。温热后，调入蜂蜜即可。

功效： 健脾，清胃火。

小偏方有奇效

菠萝1个，橘子2个。菠萝去皮后切成小块，榨取汁液，橘子去皮后榨取汁液，将二汁混匀后饮用。每次饮用20毫升，每日2次。具有开胃理气的功效。

食用提示

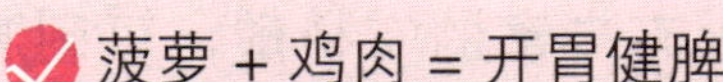

- ✓ 菠萝＋鸡肉＝开胃健脾
- ✓ 菠萝＋牛肉＝补气血、健脾胃
- ✗ 菠萝＋牛奶＝影响吸收

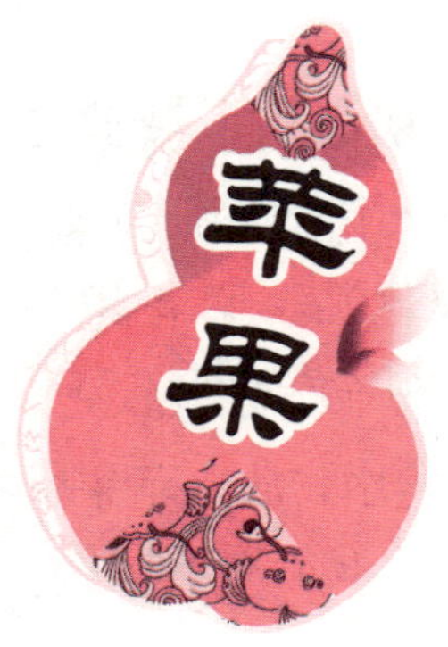

苹果因其清甜的口感和丰富的营养，而成为老幼皆宜的水果。它的营养价值和保健作用都很高，有的研究者和医师把苹果称为“全方位的健康水果”或“全科医生”。经常食用苹果，对慢性胃炎、消化不良、便秘等都有很好的调节作用。中医养生学也认为，苹果对于脾胃保健很有好处。

养生小档案

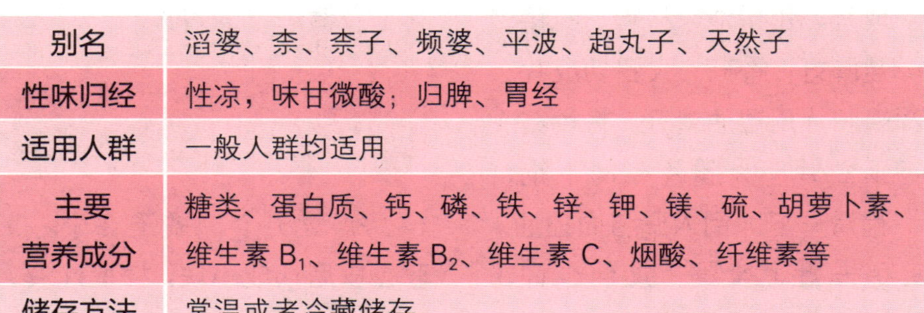

别名	滔婆、柰、柰子、频婆、平波、超丸子、天然子
性味归经	性凉，味甘微酸；归脾、胃经
适用人群	一般人群均适用
主要营养成分	糖类、蛋白质、钙、磷、铁、锌、钾、镁、硫、胡萝卜素、维生素 B_1、维生素 B_2、维生素 C、烟酸、纤维素等
储存方法	常温或者冷藏储存

功效妙用

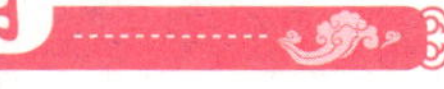

健脾益胃、润肠、止泻

苹果味道酸甜，并有增食欲，健脾胃的功效。另外，苹果含有丰富的有机酸，可刺激胃肠蠕动，而苹果中所含的纤维素能使大肠内的粪便变软，帮助人体顺利排出代谢废物，预防便秘，从而减少有害物质对身体的危害。苹果中还含有丰富的果胶，可能抑制肠道不正常的蠕动，使消化活动减慢，从而有效抑制轻度腹泻。

维持酸碱平衡

苹果是碱性食品，吃苹果可以迅速中和体内过多的酸性物质（包括运动产生的乳酸及鱼、肉、蛋等酸性食物在体内产生的酸性代谢产物），从而增强体力和抗病能力。所以，一般建议，每天吃1个苹果。

养护脾胃私房菜

苹果汤

材料： 苹果2~3个，干银耳5克，红枣6~8个，枸杞子数粒，冰糖适量。

做法

1. 干银耳用水泡发，洗净撕成小朵；苹果洗净，去核切块或切片；红枣洗净，去核切块；枸杞子用水冲洗干净。
2. 将所有材料放入砂锅中，加入3~4碗水，开火煮。
3. 大火煮开后，转小火煮约20分钟，加入冰糖调味即可。

功效： 清热健胃，促进胃肠蠕动，降低胆固醇，还具有减脂作用。

苹果百合牛肉汤

材料： 苹果2个，百合100克，牛肉600克，陈皮1块，盐少许。

做法

1. 牛肉用清水洗净，切小块；苹果洗净去核，连皮切大块；百合、陈皮分别用清水洗净。
2. 砂锅内加入适量清水，小火煮开，放入苹果、牛肉、百合、陈皮炖煮。
3. 待水煮沸，改用中火继续煲2小时左右，以盐调味即可。

功效： 补脾健胃，止咳润肺。

苹果西米露

材料： 苹果100克，西米50克，淀粉15克，白砂糖30克，糖桂花5克。

做法

1. 苹果切成丁。
2. 西米洗净，冷水浸泡涨发，沥干水分。
3. 取锅加入适量冷水，烧沸后放入西米、苹果块，再次煮沸后改小火略煮，加入白糖、糖桂花，勾芡即成。

功效： 健脾胃，润肺。

小偏方有奇效

苹果去皮放入锅里，倒入红酒没过苹果，用中火炖煮15分钟后关火，等苹果在红酒中浸泡两个小时后即可食用，也可加冰糖或蜂蜜食用。此方具有健脾胃，行气血等功效。

食用提示

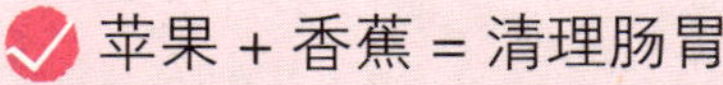

✔ 苹果＋香蕉＝清理肠胃

✘ 苹果＋虾＝不易消化

菌菇及干果类

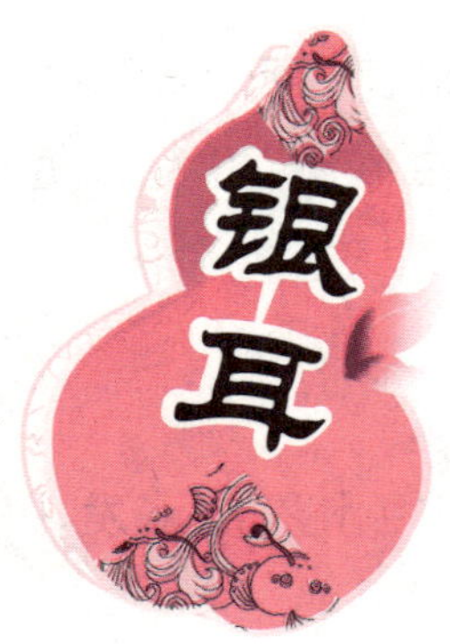

银耳是银耳科白木耳经过干燥后制成的食品。中医学认为，银耳具有润肺生津、滋阴养胃、益气安神、强心健脑等作用，有“菌中之冠”的美称。它既是名贵的营养滋补佳品，又是扶正强壮的补药。历代皇家或贵族都将银耳看作是“延年益寿之品”、“长生不老良药”。

养生小档案

别名	白木耳、白耳子、雪耳
性味归经	性平，味甘；入心、肺、肾、胃经
适用人群	一般人群均适用
主要营养成分	蛋白质、脂肪、多种氨基酸、矿物质及多糖类
储存方法	置阴凉干燥通风处或密封保存

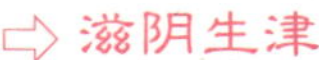

功效妙用

滋阴生津

中医认为银耳质润多液，善于滋阴润肺，又长于益胃生津，是居家生活必备的保健食品。

养肝护肝

银耳能提高肝脏解毒能力，起到保肝作用；对老年慢性支气管炎、肺源性心脏病有一定的调养作用。

增加免疫力

银耳能防止钙的流失，对生长发育十分有益，青少年人群可经常食用。另外，银耳还含有一定量的硒，可以增强机体抗肿瘤的能力。

养护脾胃私房菜

银耳杜仲羹

材料：银耳、炙杜仲各20克，灵芝10克，冰糖150克。

做法

1. 用适量清水煎杜仲和灵芝，先后煎3次，将所得药汁全部混合，共1000毫升。
2. 银耳用冷水泡发，去除杂质、蒂头、泥沙，加水置小火上煮至微黄色。
3. 将灵芝、杜仲药汁和银耳倒在一起，以小火煮至银耳酥烂成胶状，再加入冰糖水，调匀即成。

功效：养阴润肺，益胃生津，补肾强身。适用于年老体虚者。

红枣银耳汤

材料：银耳20克，红枣（干）、枸杞子各100克，冰糖50克。

做法

1. 将银耳去蒂洗净，放入压力锅中。
2. 倒入枸杞子、红枣、冰糖，加适量清水，盖上锅盖。
3. 将压力锅调到米饭档，加压时间为10分钟，即可食用。也可放入冰箱中冷却后食用。

功效：此汤营养丰富，具有补脾益气，养血美颜的功效。

小偏方有奇效

银耳1朵，花胶50克，小米3小把，糯米3小把，红枣10粒，枸杞子1小把，姜粒5克，冰糖适量。花胶提前一晚浸泡，银耳泡1个小时。花胶切粒（越小越容易融化），银耳剁碎，红枣切粒，小米、糯米和枸杞子洗干净，姜切碎。然后将以上材料放到大炖盅里，隔水炖3~4小时，放入适量冰糖，再炖半小时即可。此方具有温补脾胃、助消化的功效。

食用提示

- ✔ 银耳＋山药＝益脾养胃、滋阴润肺
- ✔ 银耳＋苹果＝润肺止咳
- ✔ 银耳＋枸杞子＝美容养颜
- ✘ 银耳＋白萝卜＝影响消化

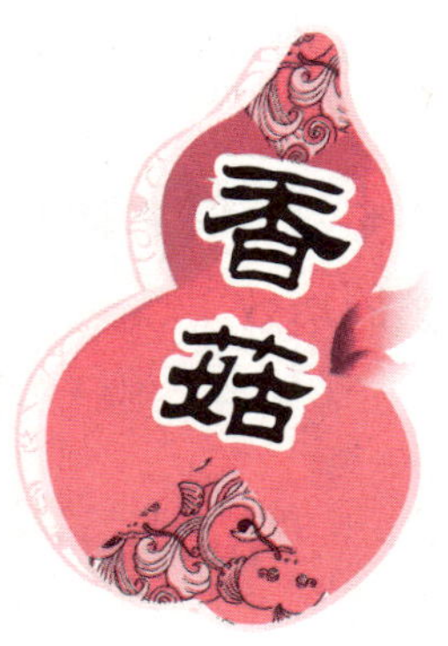

香菇

香菇的味道鲜美且营养丰富，素有“植物皇后”“山珍之王”之称，是高蛋白、低脂肪的营养保健食品。香菇不但味美，且具有药用价值，特别是近年来的研究发现，香菇中含有一种“β－葡萄糖苷酶”，可提高机体的防癌能力。另外，中医养生学也认为香菇有很好的健脾、养肾、保肝等功效。

养生小档案

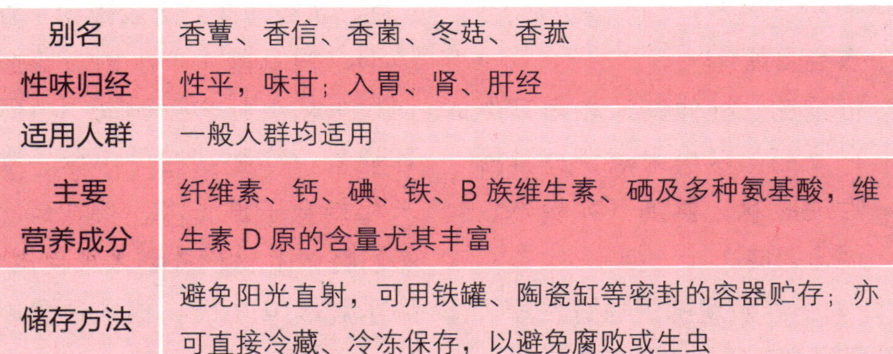

别名	香蕈、香信、香菌、冬菇、香菰
性味归经	性平，味甘；入胃、肾、肝经
适用人群	一般人群均适用
主要 营养成分	纤维素、钙、碘、铁、B族维生素、硒及多种氨基酸，维生素D原的含量尤其丰富
储存方法	避免阳光直射，可用铁罐、陶瓷缸等密封的容器贮存；亦可直接冷藏、冷冻保存，以避免腐败或生虫

功效妙用

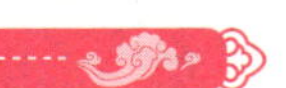

⇨ 益气滋阴、养胃润肺

《本草求真》称“香菇，食中佳品……能益胃助食。”《本草纲目》称“蘑菇可以益胃肠，化痰理气。”适用于气血亏虚、食欲不振、脘腹胀满等症。

⇨ 降血压、降血脂、降胆固醇

香菇有降血压、降血脂、降低胆固醇的功效。

⇨ 抗癌、提高免疫力

香菇中所含的核糖核酸，进入人体后，会产生具有抗癌作用的干扰素。香菇多糖可促进淋巴细胞的产生，从而提高机体免疫功能。

⇨ 延缓衰老

香菇的水提取物对过氧化氢有清除作用，常吃香菇可延缓机体衰老。

养护脾胃私房菜

香菇土鸡汤

材料：土鸡腿300克，香菇30克，红枣10克，生姜1小块，料酒1大匙，盐1小匙，味精0.5小匙。

做法

1. 土鸡腿洗净，剁小块，汆烫后捞出；香菇泡软，去蒂；红枣泡软；生姜洗净拍松。
2. 把做法1的材料放入砂锅，倒入料酒，再加适量清水，烧开后用小火炖1个小时。
3. 最后放盐、味精调味，拌匀后即可食用。

功效：健脾胃，养气血。

建议在汤没有煮好前，不要加盐，这样鸡肉更嫩、汤汁更鲜美。

香菇丝瓜汤

材料：丝瓜200克，香菇5克，香油2小匙，盐1小匙，味精0.5小匙，食用油适量。

做法

1. 先将丝瓜去皮，切成片；香菇泡软后洗净，切成小块。
2. 炒锅内放入食用油，烧热后倒入丝瓜煸炒片刻。
3. 放入盐。将香菇和清水倒入锅中同煮至熟，加入味精、香油即可。

功效：清肠，益胃，生津。适用于脾胃虚弱者。也可以用新鲜香菇做这道汤。

小偏方有奇效

小米、香菇（鲜）各50克，先将小米煮粥，取其汤液，再与香菇同煮。每日服3次，持续服用有效。本方补益胃气，适用于气虚食少者食用。

食用提示

- ✓ 香菇 + 木瓜 = 减少脂肪蓄积
- ✓ 香菇 + 豆腐 = 养胃，增食欲
- ✓ 香菇 + 西蓝花 = 润肺益脾
- ✗ 香菇 + 番茄 = 营养流失
- ✗ 香菇 + 鹌鹑肉 = 诱发皮肤疾患

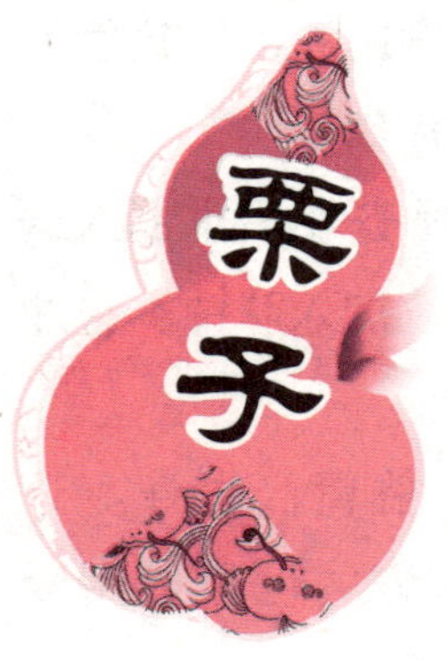

栗子香甜味美，自古就是珍贵的果品，是干果之中的佼佼者，与桃、杏、李、枣并称“五果”。栗子的 B 族维生素含量丰富。栗子中所含的维生素 C 可媲美番茄。中医学更是将栗子奉为健脾益肾的佳品，从古至今一直备受青睐。

养生小档案

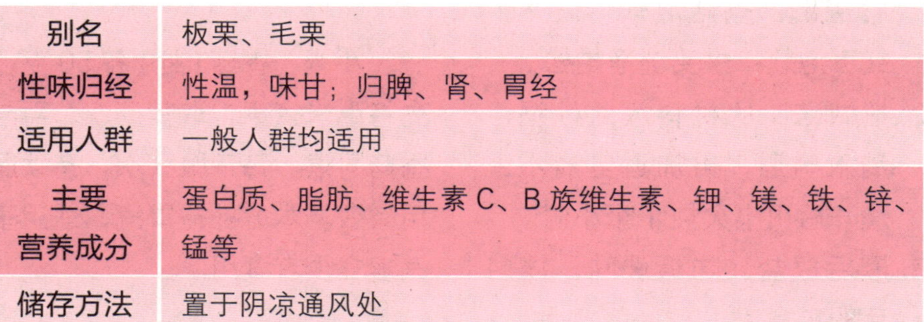

别名	板栗、毛栗
性味归经	性温，味甘；归脾、肾、胃经
适用人群	一般人群均适用
主要营养成分	蛋白质、脂肪、维生素 C、B 族维生素、钾、镁、铁、锌、锰等
储存方法	置于阴凉通风处

功效妙用

⇨ 开胃健脾

栗子是碳水化合物含量较高的干果品种，可为人体提供较多的能量，并能帮助脂肪代谢。具有益气健脾，厚补胃肠的作用。熟食栗子可缓解腰腿软弱无力、小便频数、反胃、便血以及因脾胃虚寒引起的慢性腹泻等疾病。

养护脾胃私房菜

栗子焖排骨

材料：猪排 500 克，栗子（鲜）200 克，大蒜 10 克，盐 6 克，白糖 3 克，酱油、料酒、生抽各 15 克，香油 5 克，玉米淀粉 10 克，食用油适量。

做法

1. 将排骨斩成小块，用腌料（盐、白糖、酱油、香油、淀粉、生抽、料酒）腌 2 个小时至入味。

2. 炒锅置火上，加入油，爆香蒜，放排骨一起爆炒。炒到 5 分熟时加入栗子继续爆炒一会儿。

3. 加适量水焖煮 15 分钟，直至排骨和栗子熟透，酥软即可。

功效： 养胃健脾，补肾壮腰。

乌鸡栗子滋补汤

材料： 乌鸡 1 只，栗子 200 克，红枣 15 颗，枸杞子适量，姜 1 小块，盐适量。

做法

1. 将乌鸡纵向从背部一切为二，放入锅内加冷水，水烧开后捞出；红枣和枸杞子用温水浸泡一会儿；栗子去壳备用。
2. 砂锅中加入半锅热水，放入焯过的乌鸡，加入姜片，大火烧开转小火炖。
3. 乌鸡炖半小时后加入栗子、红枣和枸杞子，再炖半小时左右，最后加入盐即可。

功效： 滋补肝肾，健脾胃。

栗子炖羊肉

材料： 羊里脊 100 克，栗子（鲜）30 克，枸杞子 15 克，盐 3 克，味精 2 克，料酒、姜片各 5 克。

做法

1. 将羊肉洗净，切块；栗子去皮取肉，洗净。
2. 锅内加适量水，放入羊肉块，旺火烧开，转小火。
3. 煮至半熟时，加入栗子、枸杞子和姜片，继续煮 20 分钟，加盐、味精、料酒，煮至熟即可。

功效： 补肾温阳，养胃健脾。适用于阳虚体寒所致的面色晦暗、肢寒怕冷、腰酸膝软、纳呆便溏。

小偏方有奇效

南瓜 1 块去皮，切小块（约 1 厘米见方）。水烧开，下南瓜，煮沸后大火煮 10 分钟，将熟栗子用刀背拍扁加入锅中，同时加入小米，大火煮 10 分钟后改小火慢慢煮半小时。本方可补脾胃，保护胃黏膜，帮助消化。

食用提示

✔ 栗子 + 鸡肉 = 健脾益气
✔ 栗子 + 红枣 = 健脾养血
✖ 栗子 + 杏仁 = 胃部不适

水产类

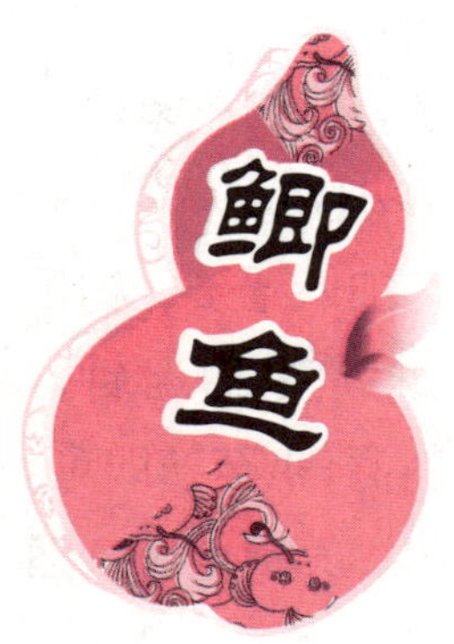

鲫鱼的肉质细嫩，且具有很高的营养价值，是一种物美价廉且老少皆宜的食材。常食鲫鱼有健脾利湿、和中开胃、活血通络、温中下气之功效，对脾胃虚弱、水肿、溃疡、气管炎、哮喘、糖尿病有很好的滋补食疗作用；产后妇女炖食鲫鱼汤，还可达到补虚通乳的作用。

养生小档案

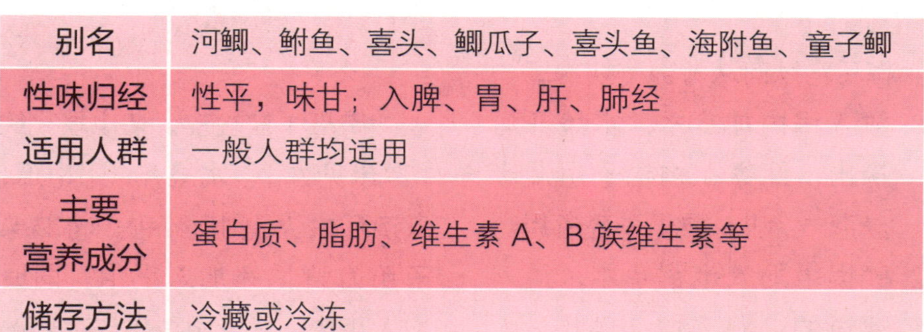

别名	河鲫、鲋鱼、喜头、鲫瓜子、喜头鱼、海附鱼、童子鲫
性味归经	性平，味甘；入脾、胃、肝、肺经
适用人群	一般人群均适用
主要营养成分	蛋白质、脂肪、维生素 A、B 族维生素等
储存方法	冷藏或冷冻

功效妙用

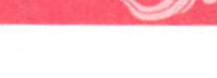

⇨ 健脾利湿

中医认为鲫鱼具有和中补虚、除湿利水、补虚羸、温胃的作用。《唐本草》中有鲫鱼“主胃弱不下食”的记述。适用于脾胃虚弱、纳少无力、痢疾、便血、水肿、淋病、痈肿、溃疡等症的饮食调养。

⇨ 通乳汁

自古以来鲫鱼就是产妇的催乳补品，吃鲫鱼可以促进产妇的乳汁分泌。

⇨ 明目益智

鲫鱼子能补肝养目，鲫鱼胆有健脑益智的作用，经常用脑者可常食。

养护脾胃私房菜

葱烧鲫鱼

材料：鲫鱼2条，葱6根，姜10克，酱油2大匙，白糖1大匙，白醋1/2小匙，米酒1小匙。

做法

1. 鱼洗净，擦干；葱洗净，切长段；姜去皮，切片，备用。
2. 烧热油锅，先将葱、姜炸至微焦黄色后捞出，再放入做法1的鱼以中火炸至焦酥，捞出沥干。
3. 另取一锅放入做法2的鱼，铺上葱、姜并加入所有调味料，小火慢煮约15分钟至汤汁稍干即可。

功效：消水肿，补虚，健脾开胃。

小偏方有奇效

鲫鱼1条（约400克），薏苡仁20克，枸杞子10颗，盐、料酒、姜片、葱段各适量。鲫鱼洗净，抹些盐在鱼身上腌制5分钟；薏苡仁洗净，用水提前浸泡半天，备用。待处理好的鲫鱼表面吸干水分，锅里抹上一层油，放入锅中，开小火慢煎，煎透一面后，翻面继续煎。待鲫鱼煎好后，放入适量开水、葱段、姜片、料酒，用大火煮沸，直至汤水变白后把浸泡好的薏苡仁倒入汤中，再次煮沸后，调成小火炖1小时。出锅前2分钟放入提前泡好的枸杞子、盐即可。此方主要是喝汤，具有健脾除湿，促进新陈代谢和减少胃肠负担等功效。

食用提示

- ✔ 鲫鱼＋黄豆芽＝促进乳汁分泌
- ✔ 鲫鱼＋豆腐＝清心润肺、健脾利胃
- ✔ 鲫鱼＋花生＝促进营养吸收
- ✘ 鲫鱼＋猪排骨＝影响营养素的吸收
- ✘ 鲫鱼＋冬瓜＝易引起脱水
- ✘ 鲫鱼＋山药＝易消化不良
- ✘ 鲫鱼＋芥菜＝易引起水肿

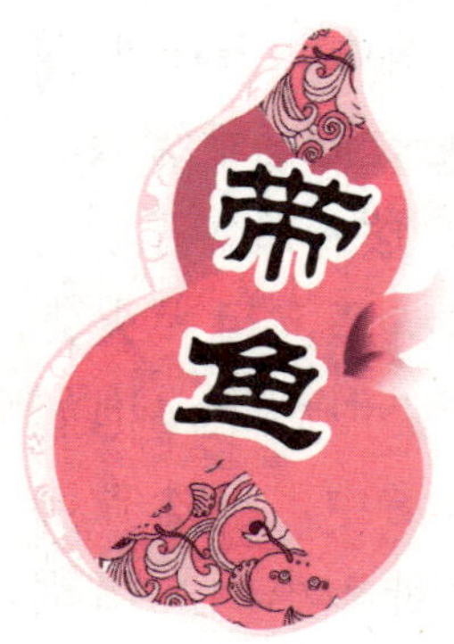

带鱼是一种海产鱼类，因其肉质鲜美，营养丰富而备受人们的喜爱。带鱼含不饱和脂肪酸较多，而且脂肪酸碳链又较长，具有降低胆固醇作用，是理想的滋补食品。带鱼具有很高的营养价值，对病后体虚、产后乳汁不足和外伤出血等病症具有一定的补益作用。

养生小档案

别名	刀鱼、裙带鱼、牙带、白带鱼、柳鞭鱼、带柳
性味归经	性温，味甘、咸；归肝、脾经
适用人群	一般人群均适用
主要营养成分	蛋白质、脂肪、磷、铁、钙、锌、镁以及维生素 A、维生素 B_1、维生素 B_2 等多种营养成分
储存方法	新鲜食用或者冷冻

功效妙用

⇨ 补脾益气，暖胃养肝

中医认为带鱼能和中开胃、暖胃补虚，还有润泽肌肤、美容的功效。

⇨ 预防心血管疾病

带鱼可以降低血压和血脂，对心血管系统有很好的保护作用，有利于预防高血压、心肌梗死等心血管疾病。

⇨ 滋养身体

带鱼营养丰富且易吸收，是滋养身体的好食材，另外，常吃带鱼还有养肝补血、泽肤养发、健美的功效。

养护脾胃私房菜

清蒸带鱼

材料：带鱼 200 克，姜丝、胡椒粉、辣椒丝、盐、黄酒、味精、食用油各适量。

做法

1. 带鱼洗净，切段，备用。
2. 加入姜丝、胡椒粉、辣椒丝、盐、黄酒、味精、食用油，腌 20 分钟。
3. 锅内加水，开大火煮沸，将带鱼段放笼屉上蒸熟即可食用。

功效： 健脾胃，增加食欲。对于营养不良等有调养作用。

茼蒿炖带鱼

材料： 带鱼 400 克，茼蒿 200 克，葱花、姜末、骨汤、盐、胡椒粉、花生油、料酒各适量。

做法

1. 将带鱼去内脏洗净，切成段，用料酒腌一下；茼蒿洗净切段，用开水焯一下。
2. 锅内注油烧热，下入带鱼煎至两面发黄，加葱花、姜末、骨汤，炖至汤汁呈奶白色。
3. 放入茼蒿、盐、胡椒粉调味，去浮沫，略炖片刻出锅即可。

功效： 调理脾胃，补虚养身。

藕烧带鱼

材料： 带鱼 1 条，藕 200 克，葱、姜、蒜、醋、酱油、料酒、白糖、盐各适量，鸡蛋 1 个，大料 1 颗。

做法

1. 带鱼洗净，切段，裹上鸡蛋液；藕洗净，劈开，切段。
2. 锅中放少量油，将带鱼炸成金黄色。
3. 放入大料、料酒、酱油、醋、白糖、盐、葱、姜、蒜，再加适量的开水。
4. 炖大约 5 分钟，将藕放入锅中，稍翻一下，继续用小火炖 15 分钟即可。

功效： 补中益气，滋养脾胃。

小偏方有奇效

带鱼 500 克，切段，放盐、料酒、生姜各适量，蒸熟。适用于体倦乏力，食欲不振及营养不良的调养。

食用提示

✔ 带鱼 + 木瓜 = 健脾胃、通乳

✔ 带鱼 + 豆腐 = 利于营养吸收

✘ 带鱼 + 南瓜 = 消化不良

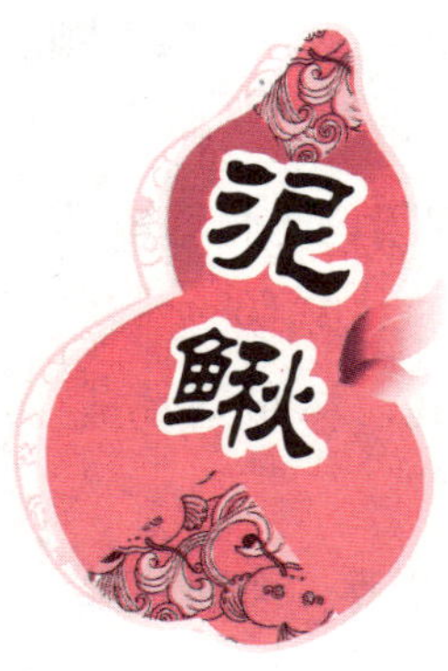

泥鳅

泥鳅肉质鲜美，营养丰富，富含蛋白质，还有多种维生素；具有补中益气、补肾生精的功效，被称为“水中之参”，特别适宜身体虚弱、脾胃虚寒、营养不良、小儿体虚盗汗者食用，有助于生长发育。泥鳅还有补肾生精的作用，成年男性常喝泥鳅汤，可以滋补强身、增强体力。

养生小档案

别名	鳛、鳅鱼
性味归经	性平、味甘；入脾、肝经
适用人群	一般人群均可食用；阴虚内热及实热体质者不宜多食
主要营养成分	蛋白质、脂肪、钙、磷、铁、维生素 B_1、维生素 B_2 和烟酸等
储存方法	鲜食或冷冻储存

功效妙用

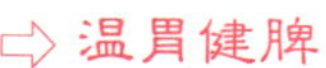

⇨ 温胃健脾

中医认为泥鳅具有温胃健脾的功效。《本草纲目》说泥鳅：“暖中益气，醒酒，解消渴。”

⇨ 补中益气，益肾助阳

中医认为，泥鳅性平味甘，具有补中益气、补肾生精的功效。

⇨ 补血补铁

泥鳅富含多种蛋白质和微量元素铁，对贫血患者十分有益。

⇨ 抗衰消炎

泥鳅含有一种不饱和脂肪酸，能够延缓血管衰老，对老人很有益。其体表的滑涎还具有抗菌消炎的作用。

养护脾胃私房菜

爆炒泥鳅

材料：泥鳅 50 克，青椒 2 个，料酒半勺，生抽 1 小匙，蒜、姜、豆瓣酱、花椒、盐、味精各适量。

做法

1. 泥鳅去头、去肚，清洗干净，放入盐、料酒、生抽腌制 10 分钟；将青椒洗净去蒂、去籽，切片，备用；姜、蒜洗净切片。
2. 锅中放油烧热，放入豆瓣酱炒香。再依次放入姜丝、蒜片和花椒进行煸炒，直至炒出香味即可。
3. 倒入泥鳅用大火翻炒 2 分钟左右，再放入青椒片翻炒片刻。
4. 调入盐、味精，即成。

功效： 补中益气，暖脾胃。

砂锅泥鳅炖豆腐

材料： 泥鳅 250 克，豆腐 250 克，盐、姜片、香油、香菜、白酒、白胡椒粉各适量。

做法

1. 泥鳅和豆腐洗干净，豆腐切块，备用。
2. 砂锅放入凉水，倒入泥鳅和豆腐、姜片，淋入白酒以中小火煮 30 分钟。
3. 加入盐、香菜、香油和白胡椒粉调味即可。

功效： 健脾胃，补气血。

小偏方有奇效

干山楂、炒麦芽各 25 克，麦仁 50 克，泥鳅 250 克，猪腱肉 500 克，老姜 1 片，盐 1 茶匙。泥鳅处理干净。麦米、麦芽和干山楂分别洗净，备用。猪腱肉洗净，切成块。用中火加热炒锅中的油至六成热，放入泥鳅将两面都煎至金黄色，取出控油，备用。大火烧开锅中的水，放入猪腱肉汆烫，捞出洗净。瓦煲中放入适量冷水，大火煮沸后放入泥鳅、猪腱肉、麦米、麦芽、干山楂和老姜片煮 10 分钟，然后调成小火加盖煲煮 1.5 小时，上桌前调入盐即可。此方健胃消食，帮助吸收。

食用提示

- ✔ 泥鳅 + 豆腐 = 滋阴益脾
- ✔ 泥鳅 + 木耳 = 益脾养血
- ✘ 泥鳅 + 螃蟹 = 影响消化

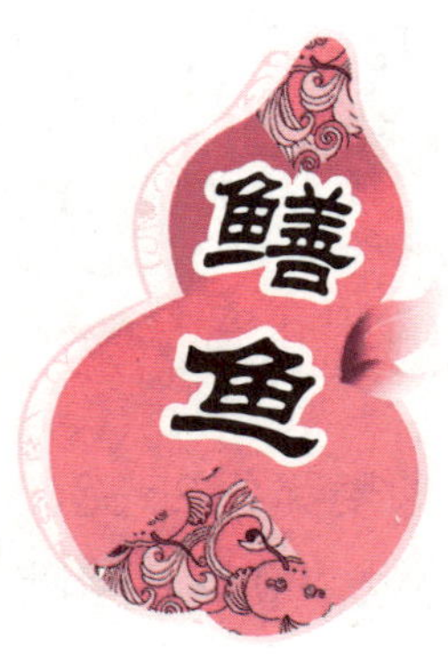

鳝鱼

民间素有“夏令之补，黄鳝为首”、“小暑黄鳝赛人参”的谚语。这是因为鳝鱼具有补血、补气等功效，既可食用，又可入药。现代医学也证明鳝鱼的营养成分丰富，含有多种维生素及钙、磷、锌、铜、锰、钾、镁等矿物质和微量元素。而且，黄鳝中含硒量尤其丰富。

养生小档案

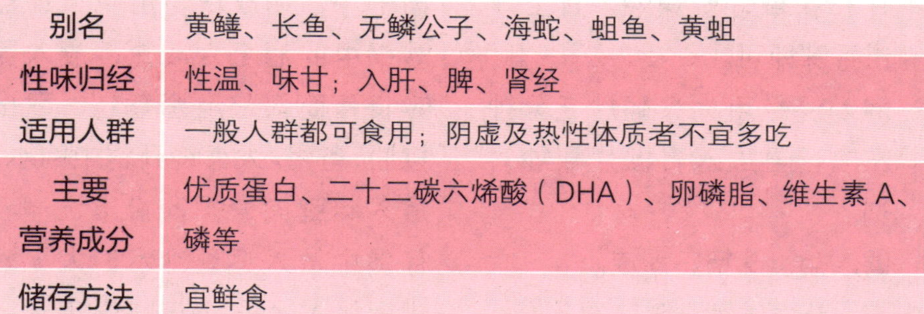

别名	黄鳝、长鱼、无鳞公子、海蛇、蛆鱼、黄蛆
性味归经	性温、味甘；入肝、脾、肾经
适用人群	一般人群都可食用；阴虚及热性体质者不宜多吃
主要营养成分	优质蛋白、二十二碳六烯酸（DHA）、卵磷脂、维生素 A、磷等
储存方法	宜鲜食

功效妙用

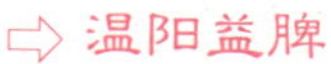

温阳益脾

鳝鱼性温热，最益脾胃，可助脾阳，能增强脾胃的功能。对脾胃虚弱、食欲不振的人有较好的补益作用。

补益气血

鳝鱼营养丰富，大补气血。适宜身体虚弱、气血不足、营养不良之人食用；脱肛、子宫脱垂、妇女劳伤、内痔出血之人也可多食。

养护脾胃私房菜

清炖鳝鱼

材料：鳝鱼 1 条，葱 1 段，蒜 3 瓣，姜 1 块，鸡汤 250 毫升，香油、食用油各适量，味精少许，干淀粉 1 大勺，醋 2 匙，盐 1/2 茶匙。

做法

1. 鳝鱼段加入1勺干淀粉，抓拌均匀；剩余干淀粉加水，调成水淀粉；姜块切成丝。
2. 锅烧热，放入油，烧至七成热，将鳝鱼段下锅炸1分钟左右。炸至表面微微泛黄时捞出，沥干油分。
3. 炸好的鳝鱼段放入碗中，加醋、少许鸡汤、味精、盐、姜丝。上笼用旺火蒸30分钟。
4. 另取锅烧热，倒少许油，放葱、蒜爆香，加鸡汤、醋、盐、味精，烧至沸腾，用水淀粉勾芡，起锅淋在蒸好的鳝鱼上即可。

功效：益气养血，健脾益胃。

小提示：鳝鱼一定要买新鲜的，洗的时候要在水里加点醋，这样更易将黏液洗净。

银芽炒鳝丝

材料：熟鳝鱼丝500克，绿豆芽200克，葱、姜末、绍酒、盐、水淀粉、味精、香油各适量。

做法

1. 将绿豆芽去掉两头并洗净。
2. 熟鳝鱼丝洗净。
3. 将炒锅置旺火上，下油烧热，葱、姜末炝锅，下鳝鱼丝，煸炒，加绍酒、盐、味精、绿豆芽，翻匀后再下水淀粉勾芡，淋入香油即成。

功效：补虚损，养颜，瘦身。

小偏方有奇效

白米1杯，洗净，白米加水8杯浸泡20分钟，移到炉火上煮开，改小火熬粥。鳝鱼2条，洗净、切丝，用开水加1大匙料酒汆烫过捞出，放入粥内同煮，再加姜丝和盐调味。待鳝鱼熟软时即可熄火，撒上葱花和胡椒粉，盛出食用。本方具有滋阴润燥，健脾益胃的功效。

食用提示

- ✔ 鳝鱼 + 藕 = 滋阴健脾
- ✘ 鳝鱼 + 枣（干）= 易脱发
- ✘ 鳝鱼 + 菠菜 = 易腹泻
- ✘ 鳝鱼 + 狗肉 = 上火、易使旧病复发
- ✘ 鳝鱼 + 南瓜 = 影响消化

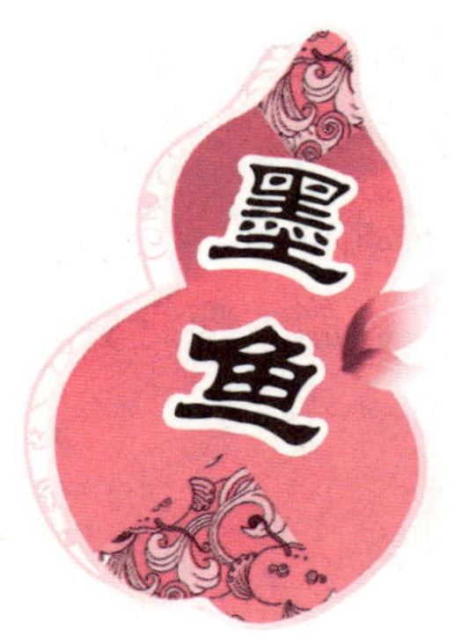

墨鱼

墨鱼就是人们常说的乌贼，是我国四大海产品之一，产量很大。乌贼全身都是宝，不仅味道鲜美，还有很高的营养价值和药用价值。墨鱼中所含的高蛋白极易为人体吸收，且具有低脂肪、低能量的优点，所以大部分人都适用。中医认为，墨鱼益肝肾、健脾胃，是非常好的保健食材。

养生小档案

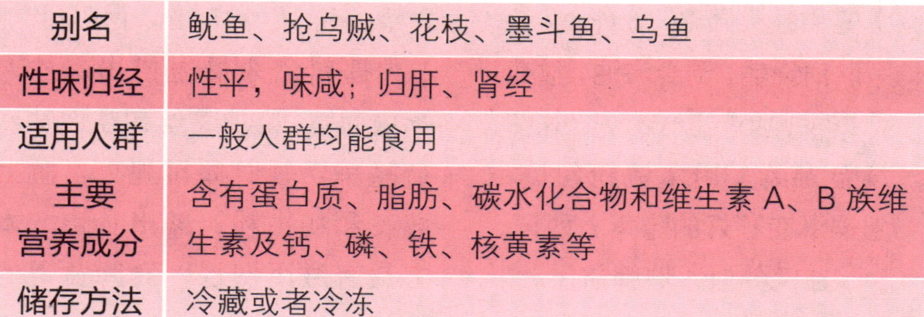

别名	鱿鱼、抢乌贼、花枝、墨斗鱼、乌鱼
性味归经	性平，味咸；归肝、肾经
适用人群	一般人群均能食用
主要营养成分	含有蛋白质、脂肪、碳水化合物和维生素 A、B 族维生素及钙、磷、铁、核黄素等
储存方法	冷藏或者冷冻

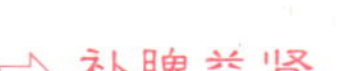

功效妙用

补脾益肾

中医认为，墨鱼具有壮阳健身，益血补肾，健胃理气的功效。

滋阴养血

女性无论经、孕、产、乳各期，食用墨鱼皆有益，有养血、明目、通经、安胎、利产、止血、催乳等功效。

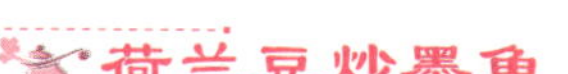

养护脾胃私房菜

荷兰豆炒墨鱼

材料：荷兰豆 300 克，墨鱼 250 克，小虾仁 100 克，洋葱半个（切片），姜片、辣椒、鱼露、盐各适量。

做法

1. 墨鱼洗干净，沥干，切片。
2. 热油锅，放入姜和辣椒爆香，加入墨鱼和小虾仁炒熟，盛出备用。

3. 再热油锅，放入洋葱和荷兰豆炒熟。
4. 锅里倒入炒好的墨鱼和虾仁，加适当鱼露、盐调味，即可。

功效： 开胃健脾，且营养丰富。特别适合生长发育中的儿童进食。

墨鱼猪肚汤

材料： 墨鱼250克，猪肚200克，杏仁15克，生姜5克。

做法

1. 新鲜墨鱼不用刮，整只洗净。
2. 猪肚擦洗干净，和墨鱼一同放入煲内。
3. 加杏仁、生姜，加水适量，煲2小时，即可饮用。

功效： 此汤能健胃，清湿热。

墨鱼冬瓜粥

材料： 墨鱼150克，冬瓜100克，粳米100克，料酒、盐、味精、葱、姜、蒜、胡椒粉、香油各适量。

做法

1. 粳米洗净煮粥；冬瓜切丁；葱姜蒜切末。
2. 粥熟后放入墨鱼、冬瓜丁，煮一会儿。
3. 加料酒、盐、味精、葱、姜、蒜、胡椒粉、香油，稍煮即可。

功效： 补脾益胃，利水消肿。

小偏方有奇效

方一： 墨鱼50克，大米100克，调味品适量。将墨鱼发开，洗净，切丝备用。大米淘净，放入锅中，加清水适量，待沸后下墨鱼丝，煮至粥熟时，下调味品等，再煮一二沸即成，每日1次。此粥可益气养血，适用于气血亏虚所致的月经失调、痛经等。

方二： 墨鱼骨（乌贼骨）10克，大米100克，白糖适量。将乌贼骨洗净，放入锅中，加清水适量，浸泡5~10分钟后，水煎取汁，加大米煮粥，待熟时，下白糖，再煮一二沸即成，每日1剂。可用于消化性溃疡引起的胃脘疼痛、吞酸呕逆、脘腹灼热的调养。

食用提示

✓ 墨鱼 + 银耳 = 滋补肺阴

✗ 墨鱼 + 茄子 = 影响消化

肉、蛋类

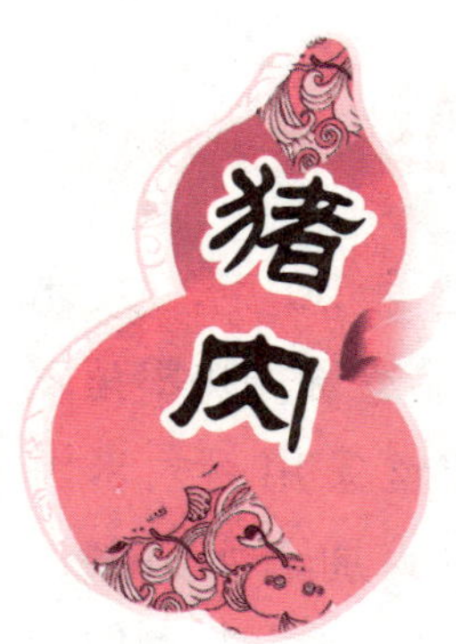

猪肉是日常生活中最常食的一种肉类，可为人体提供优质蛋白质和必需的脂肪酸。猪肉因为其纤维、结缔组织含量较少，肌肉组织中含有较多的肌间脂肪，故烹调后口感嫩滑，深受人们喜爱。中医认为，猪肉还具有滋养脾胃的作用，常吃可强身健体。

养生小档案

别名	豕、豚肉
性味归经	味甘咸、性平；入脾、胃、肾经
适用人群	一般人群均可食用
主要营养成分	蛋白质、脂肪、维生素 B_1、维生素 B_2、磷、钙、铁等
储存方法	冷藏或冷冻保存

功效妙用

有益肠胃

《本草备要》指出，“猪肉，其味隽永，食之润肠胃，生津液，丰肌体，泽皮肤，固其所也。”意思是说，猪肉味道较好，经常适量食用可滋养肠胃、促进津液分泌、润泽皮肤。

滋阴润燥

《随息居饮食谱》指出，猪肉“补肾液，充胃汁，滋肝阴，润肌肤，利二便，止消渴”。意思是说，经常适量食用猪肉能补肾，增加胃液分泌，滋养肝阴，润泽皮肤，通二便，止消渴。

补血

猪瘦肉含有丰富的铁，其

中的营养成分半胱氨酸可促进人体对铁的吸收、利用，能有效改善缺铁性贫血症状。

养护脾胃私房菜

三宝猪肉汤

材料： 猪肉500克，百合、莲子各100克，红枣20个，蜂蜜、冰糖各适量。

做法

1. 猪肉洗净，切块；莲子泡洗干净，去皮、心。
2. 将莲子和猪肉块放入锅中，加适量水，中火焖烧30分钟。
3. 加百合、红枣煮至酥烂，最后放蜂蜜、冰糖，待溶化起锅即可。

功效： 补血养心，健脾滋阴。

胡萝卜炒陈皮瘦肉丝

材料： 瘦猪肉100克，胡萝卜200克，陈皮10克，植物油、盐、黄酒、香葱各适量。

做法

1. 胡萝卜洗净切细丝；猪肉切丝后加盐和黄酒拌匀；陈皮浸泡至软切丝。
2. 先将胡萝卜焯至八成熟后出锅，再用油炒肉丝、陈皮丝3分钟。
3. 加入胡萝卜丝和少许盐、黄酒同炒至香，添水焖烧几分钟后撒入香葱即成。

功效： 开胃健脾，增强消化吸收功能。

小偏方有奇效

黄精50克，瘦猪肉200克，葱、姜、料酒、盐、味精各适量。将黄精、瘦猪肉洗净，分别切成长1厘米、宽0.5厘米的小块，然后放入砂锅内，加水适量，放入葱、姜、盐、料酒，小火炖熟，加入少许味精。早晚各食1次。可养脾阴，益心肺。适用于阴虚体质的调养及心脾不足所致的食少、失眠等症。

食用提示

- ✔ 猪肉＋卷心菜＝润肠胃、生津
- ✔ 猪肉＋藕＝健胃益气
- ✔ 猪肉＋大白菜＝补充营养
- ✘ 猪肉＋田螺＝伤胃

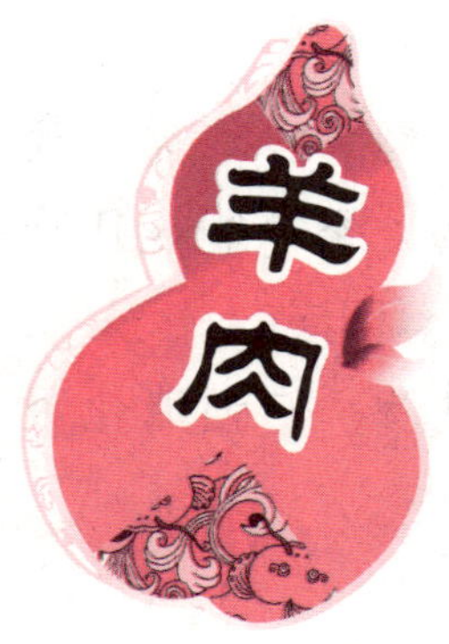

羊肉

羊肉是普遍食用的主要肉类之一，羊肉肉质细嫩，含有人体所需的各种营养素，且容易消化吸收。而且与猪肉和牛肉相比，羊肉的脂肪、胆固醇含量都较少，而蛋白质含量较多。中医认为羊肉温中健脾，特别适合脾胃阳虚者食用。

养生小档案

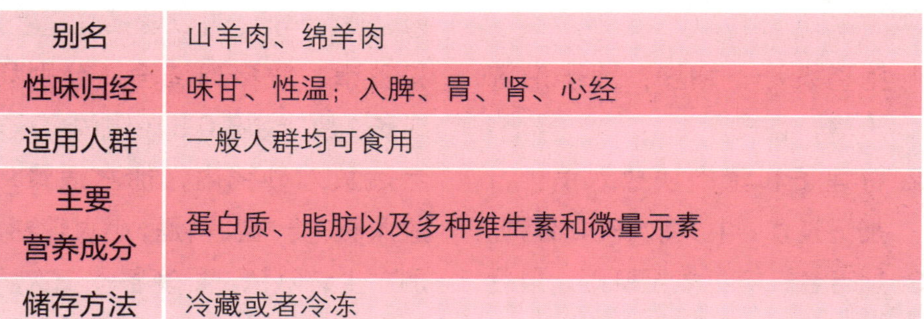

别名	山羊肉、绵羊肉
性味归经	味甘、性温；入脾、胃、肾、心经
适用人群	一般人群均可食用
主要营养成分	蛋白质、脂肪以及多种维生素和微量元素
储存方法	冷藏或者冷冻

功效妙用

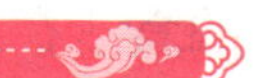

温补脾胃

中医认为，羊肉能温中健脾，可用于缓解脾胃虚寒所致的反胃、四肢冰冷、畏寒等症。羊肉性温，冬季常吃羊肉，不仅可以增加人体能量，抵御寒冷，而且还能增加消化酶，保护胃襞，修复胃黏膜。

温补肝肾

用于治疗肾阳虚所致的腰膝酸软冷痛、阳痿等症。

补血温经

用于产后血虚经寒所致的心腹冷痛。

养护脾胃私房菜

胡萝卜炖羊肉

材料：胡萝卜1根，羊肉900克，水3500毫升，料酒、葱段、姜片、盐、白胡椒粉各适量，香油1小匙，花椒料包1个。

做法

1. 胡萝卜与羊肉洗净沥干，并将胡萝卜及羊肉切块，备用。
2. 将羊肉放入开水锅中汆烫，捞起沥干。
3. 起油锅，放入羊肉以大火快炒至颜色转白。加适量清水和葱段、姜片、料酒、花椒料包，大火煮开后改小火煮约1小时。
4. 放入胡萝卜继续炖半个小时，放盐、白胡椒粉和香油调味即可。

功效：健脾胃，养肾。

羊肉粥

材料：羊肉150克，粳米100克，香葱、姜丝各适量，盐1茶匙，胡椒粉1/2茶匙。

做法

1. 羊肉洗净后放入沸水中焯5分钟捞出，备用。
2. 将焯好的羊肉切成1厘米见方的小块，与粳米同入砂锅内加水煮，等粥煮成黏稠状时调入盐、胡椒粉、香葱、姜丝即可。

功效：暖胃，助消化。

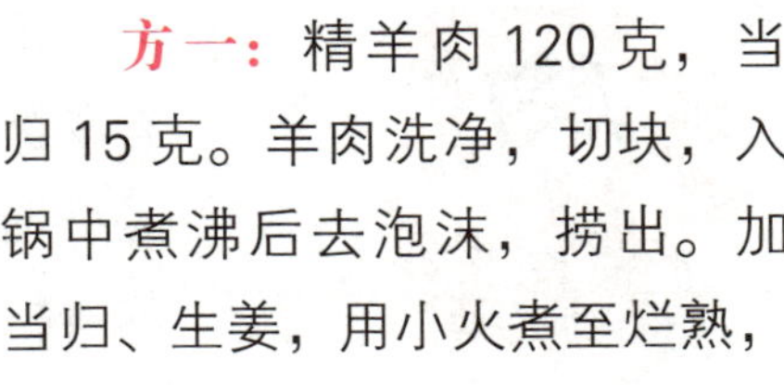

小偏方有奇效

方一：精羊肉120克，当归15克。羊肉洗净，切块，入锅中煮沸后去泡沫，捞出。加当归、生姜，用小火煮至烂熟，加调味料即可。此方具有暖胃祛寒，温补气血，益胃气的功效。

方二：草果5个，羊肉1500克，大麦仁500克。将淘净的大麦仁放入锅内，加水煮成粥倒出，备用。洗净的羊肉、草果放入锅内，加水煎煮至肉熟。捞出羊肉、草果，倒入麦仁粥，小火炖熟，加入切成小块的羊肉，调入盐，温热食。本方暖胃除胀，适用于脾胃虚寒之胃胀痛症。

食用提示

✔ 羊肉＋生姜＝温胃散寒

✔ 羊肉＋豆腐＝泻火、除烦、止渴

✘ 羊肉＋南瓜＝易腹泻

✘ 羊肉＋茶＝易便秘

✘ 羊肉＋醋＝易上火

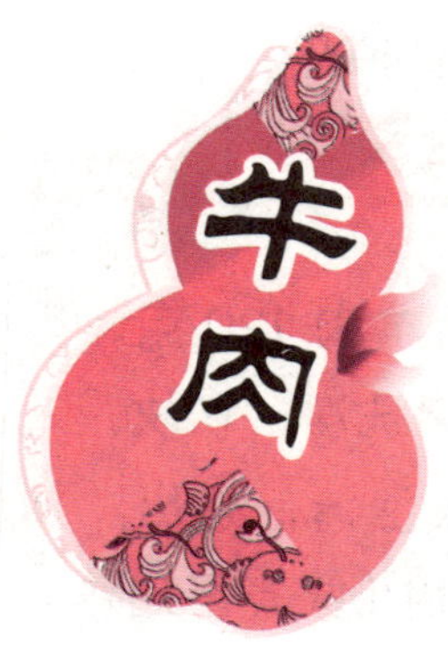

牛肉的营养丰富，肉质醇美。尤其是牛肉的蛋白质含量高，而脂肪含量低，故有“肉中骄子”的美称。平均每100克牛肉含蛋白质达20克左右，为完全蛋白质，容易被消化吸收。中医认为，牛肉有健脾胃、补气血之功，也是促进身体发育不可缺少的食材。

养生小档案

别名	黄牛肉，水牛肉
性味归经	味甘、性平；归脾、胃经
适用人群	一般人群均可食用
主要营养成分	蛋白质、脂肪、碳水化合物、膳食纤维、维生素A、胡萝卜素、核黄素、维生素E、钙、镁、铁、锌等
储存方法	冷藏或者冷冻

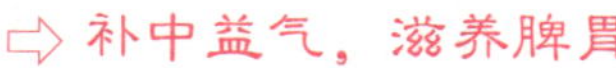

功效妙用

⇨ 补中益气，滋养脾胃

中医认为，牛肉具有较好的补益作用。《医林纂要》说：“牛肉味甘，专补脾土。脾胃者，后天气血之本，补此则无不补矣。”简而言之，牛肉能补脾胃、益气血、强筋骨。牛肉因其种类不同其养生保健作用也不尽相同。一般认为水牛肉能安胎补神，适合孕期女性食用；黄牛肉能安中益气、健脾养胃、强筋壮骨，是养生保健，滋养脾胃的理想食品。

⇨ 调养身体

牛肉富含蛋白质，且容易被人体吸收和利用，能提高机体抗病能力，对生长发育及术后、病后调养的人特别适宜。对中气不足、气血两亏、体虚久病者也有补养作用。

养护脾胃私房菜

南瓜牛肉汤

材料：牛肉250克，南瓜500克，高汤200毫升，胡椒粉、盐各1小匙，香葱2棵，生姜1块。

做法

1. 南瓜削去硬皮，洗净，切成约3厘米大小的方块；生姜洗净，拍松；香葱洗净，打结。
2. 牛肉剔去筋膜，洗净切成约2厘米见方的块，先放入沸水中略焯一下，再放入锅内，加入高汤，待牛肉煮熟后，加入南瓜块、生姜、香葱结同煮，待牛肉熟透，用胡椒粉、盐调味即可。

【注意】一定要把牛肉煮熟后再加入南瓜同煮，因为南瓜易熟。

功效：健脾益胃，增强肠道蠕动。

陈皮牛肉片

材料：牛肉500克，酱油、陈皮、料酒、糖、生姜片各适量。

做法

1. 牛肉除去牛油和筋络，切成几大块，用清水漂洗后，先焯一下，沥干水。
2. 把牛肉放入空锅中，加入水、姜片、料酒，用慢火煮到牛肉酥软，大概需要1.5小时左右。
3. 倒入酱油、糖、陈皮，继续煮半小时左右，使牛肉入味。
4. 牛肉煮熟后捞起凉凉，再切薄片。

功效：益气补血，增进食欲。

小偏方有奇效

牛肉250克，切块，山药、莲子、茯苓、小茴香（布包）、大枣各30克。加水适量，小火炖至牛肉烂熟，酌加盐调味，饮汤吃肉。除小茴香外，均可食用。

本方中以牛肉为主，《韩氏医通》说：“黄牛肉，补气与绵黄芪同功。”山药、莲子、大枣等品皆为补脾益气的常用药物，兼用小茴香调味健胃。适用于脾胃虚弱，气血不足，虚损羸瘦，体倦乏力的调养。

食用提示

✔ 牛肉＋红枣＝健脾胃、补气血

✘ 牛肉＋红糖＝易腹胀

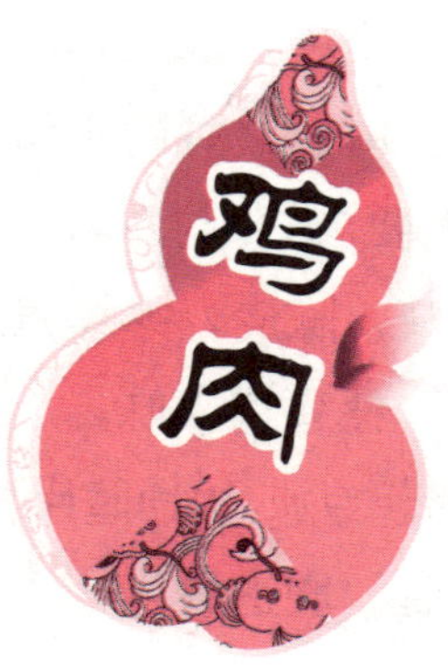

鸡肉的肉质细嫩、滋味鲜美，适于多种烹调方法，并且营养丰富，有滋补养身的作用。鸡肉自古就是人们用来烹制美味佳肴的原料，更是滋补身体常用的食材。鸡肉所含的蛋白质丰富且容易被人体吸收，有温中益气、补虚填精、健脾胃、活血脉、强筋骨的功效。

养生小档案

别名	家鸡肉
性味归经	性温，味甘；入脾、胃、肝经
适用人群	一般人群适用
主要营养成分	蛋白质、脂肪、钙、磷、铁、镁、钾、钠、维生素 A、维生素 B_1、维生素 B_2、维生素 C、维生素 E 和烟酸等成分
储存方法	冷藏或冷冻

功效妙用

健脾胃、补气血

鸡肉对于脾胃阳气虚弱，饮食减少，脘部隐痛，呕吐泄泻，疲乏无力等有很好的食疗作用。另外，鸡肉的消化率比较高，其中的营养成分很容易被人体吸收利用，有增强体力、强壮身体的作用。

养护脾胃私房菜

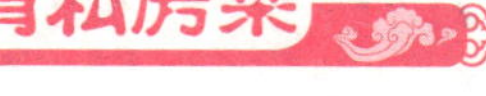

南瓜鸡肉粥

材料：去骨鸡腿 1 个，南瓜半个，油葱酥 2 大匙，洋葱半颗，香菇 6 朵，白米饭 3 碗，大葱 2 根，盐 1 大匙，香油半大匙，胡椒粉少许。

做法

1. 香菇泡软后切条；南瓜、洋葱和大葱分别切丁；鸡腿肉切丁，备用。

2. 锅内烧热 1 大匙油，先爆香香菇和洋葱，再放入鸡肉炒至变色时，倒入适量的水和白米饭煮开后，放入南瓜以小火煮 5 分钟，再加入盐、葱丁、油葱酥、香油和胡椒粉拌匀即可完成。

功效： 和胃健脾，助消化。

松茸枸杞子母鸡汤

材料： 母鸡 1 只，松茸 5 片，香菇 2 朵，枸杞子、姜片各适量，盐少许。

做法

1. 母鸡去头、屁股、爪子和内脏，洗净，备用；松茸最好提前一天晚上就准备，先冲洗两遍，然后用清水泡，等第二天做的时候捞出洗干净，泡过松茸的水不要倒掉，备用。
2. 烧开水，把母鸡焯一下，捞出。换汤锅加水，放入姜片，等水烧开后，放入母鸡，开大火烧，等再烧开后，转小火。
3. 加入松茸、香菇，一起炖 1.5 小时。将提前泡松茸的水也倒进去。加枸杞子，小火再炖半小时。起锅前加点盐即可。

功效： 益脾胃，补肝肾。

小偏方有奇效

嫩鸡 1 只（约 750 克），薏苡仁 150 克。将鸡洗净，入沸水锅内氽烫一下，放入砂锅内，加入开水 1000 毫升和淘洗干净的薏苡仁，用旺火烧沸，改小火，炖至肉烂即可（约 1 小时）。出锅前加胡椒粉、盐、味精即可。本方具有暖胃、补气、除湿的功效，对于脾胃虚弱等有很好的食疗作用。

食用提示

- 鸡肉 + 栗子 = 补脾益气、养血
- 鸡肉 + 菜花 = 提高免疫力
- 鸡肉 + 松子 = 促进吸收

鹅肉是高蛋白、低脂肪、低胆固醇的营养健康食品，富含人体必需的多种营养素，并且脂肪含量很低，不饱和脂肪酸含量高，对人体健康十分有利。中医养生学非常推崇鹅肉的保健价值，认为它具有滋阴益气、暖胃开津、祛风湿等功效。

养生小档案

别名	天雁肉、舒雁肉、家雁肉、农雁肉
性味归经	味甘，性平；入脾、肺经
适用人群	一般人群均可食用
主要营养成分	蛋白质、卵磷脂、多种维生素、钙、镁、铁等
储存方法	冷藏或者冷冻

功效妙用

益气和胃

中医认为，鹅肉具有益气补虚、和胃止渴的作用。适宜身体虚弱、气血不足、营养不良之人食用。

养护脾胃私房菜

菜胆煲仔鹅

材料：菜心400克，仔鹅1000克，姜、葱、枸杞子、色拉油、白糖、广东米醋、盐、味精、鸡精、浓白汤各适量。

做法

1. 仔鹅洗净，斩成块。
2. 炒锅烧热，放入豆油、姜、葱同仔鹅一同煸透，放入白糖、广东米醋，加浓白汤烧开，倒入砂锅中用大火煲1小时。
3. 放入菜心、枸杞子再烧10分钟左右，用盐、味精、鸡精调味即可。

功效：益气，补虚，和胃。

山药鹅肉瘦肉汤

材料：鹅肉 250 克，猪肉（瘦）250 克，山药（干）30 克，北沙参、玉竹各 15 克，盐 3 克，料酒、胡椒粉各 2 克，大葱、姜各 3 克，鸡汤适量。

做法

1. 将鹅肉洗净，放沸水锅中焯透，捞出切丝；将猪肉洗净，放沸水锅中烫一会，捞出切丝。
2. 将山药、北沙参、玉竹分别去杂洗净，装入纱布袋中扎口。
3. 锅中注入鸡汤（用清水也可以），放入鹅肉丝、猪肉丝、药袋、盐、料酒、胡椒粉、葱、姜共煮至肉熟烂，拣去葱、姜即成。

功效：益气养阴。适用于脾阴不足，口干思饮，食少不饥的调养。

鹅肉健脾汤

材料：鹅肉 500 克，薏苡仁、茯苓各 50 克，姜、盐各 5 克，料酒 15 克，小葱 10 克，味精 1 克。

做法

1. 将鹅肉洗净切块，在热水锅中氽一下捞起；茯苓、薏苡仁快速洗净。
2. 将鹅肉放入砂锅内，加入姜、盐、料酒；放入薏苡仁、茯苓，加水适量盖上锅盖。
3. 旺火烧开，再用小火慢炖，直至肉烂为止。
4. 再加入盐、味精、小葱即成。

功效：益气除湿，健脾胃。

小偏方有奇效

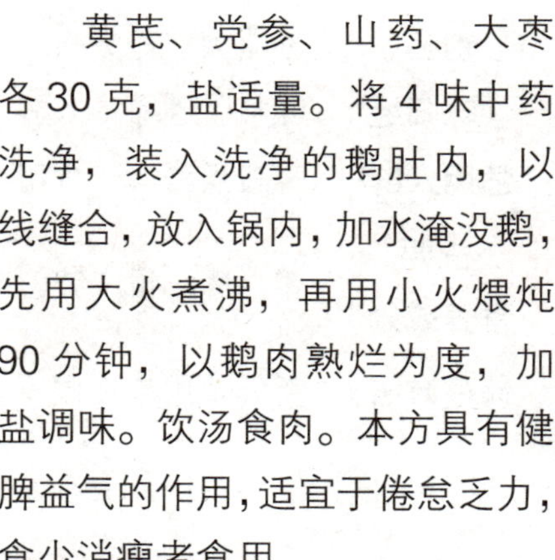
黄芪、党参、山药、大枣各 30 克，盐适量。将 4 味中药洗净，装入洗净的鹅肚内，以线缝合，放入锅内，加水淹没鹅，先用大火煮沸，再用小火煨炖 90 分钟，以鹅肉熟烂为度，加盐调味。饮汤食肉。本方具有健脾益气的作用，适宜于倦怠乏力，食少消瘦者食用。

食用提示

- ✓ 鹅肉 + 山药 = 健脾养血
- ✓ 鹅肉 + 薏苡仁 = 健脾除湿
- ✓ 鹅肉 + 白萝卜 = 润肺止咳
- ✗ 鹅肉 + 柿子 = 易伤脾胃
- ✗ 鹅肉 + 梨 = 易伤脾胃

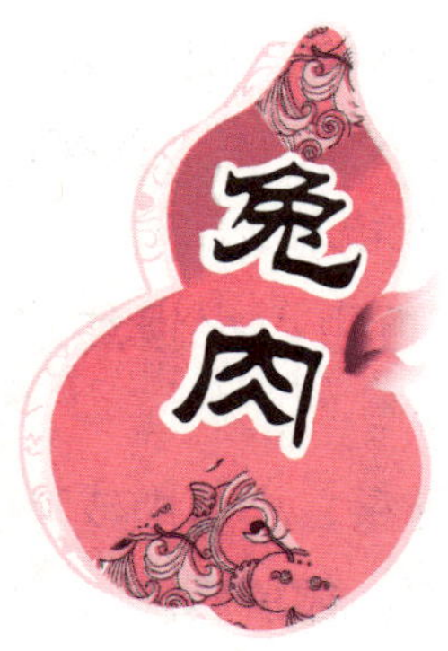

兔肉是日常生活中比较常见的肉食之一，其肉质细嫩，味道鲜美，营养丰富，是补脾益胃的美味佳品。兔肉的脂肪和胆固醇含量低，而蛋白质、赖氨酸、卵磷脂、矿物质、烟酸等对人体有益的成分含量却很高。与其他肉类相比，兔肉的消化吸收率较高，脾胃虚弱、消化不良者都可食用。

养生小档案

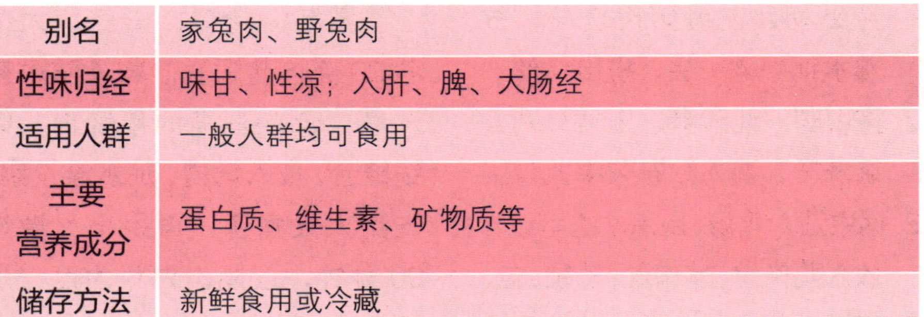

别名	家兔肉、野兔肉
性味归经	味甘、性凉；入肝、脾、大肠经
适用人群	一般人群均可食用
主要营养成分	蛋白质、维生素、矿物质等
储存方法	新鲜食用或冷藏

功效妙用

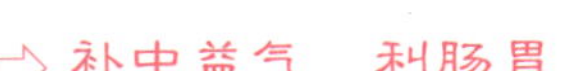

补中益气，利肠胃

中医认为，兔肉具有补中益气、清热止渴等作用。《名医别录》中记载："兔肉主补中益气。"

中医典籍《本经逢原》中记载："兔肉治胃热呕逆，肠红下血。"胃火比较大的人，平常可多吃兔肉进行保健。

养护脾胃私房菜

清炖兔肉

材料： 兔肉半只，莲藕半节，茭白1根，枸杞子20克，黄酒、生姜片、白糖、葱花、盐、味精、胡椒粉各适量。

做法

1. 将兔肉洗净，切成小块，焯水，备用；莲藕、茭白也切成小块，备用。

2. 将准备好的兔肉、莲藕、茭白放入砂锅，加入适量的水烧煮。
3. 水开后加入适量的黄酒、生姜片、白糖煮开，转入中小火炖煮。
4. 大约炖煮 1 小时后，加入适量的盐、味精、胡椒粉、枸杞子、葱花，关火闷 5 分钟即可。

功效： 清补脾胃。

松蘑烧兔肉

材料： 新鲜兔肉 1 只，松蘑数个，土豆 1 个，葱段、姜片、蒜末、大料、盐、酱油、白糖、清汤各适量。

做法

1. 兔肉切成块，泡冷水中去血水。1 个小时后捞出，在锅中用沸水汆烫。捞出冲冷水（去杂质），淋干备用。
2. 土豆切块；松蘑泡发后去根，从中间劈开冲洗干净。
3. 锅中入底油，炒葱段、姜片和大料。出香味后倒入兔肉翻炒至变色。加入清汤、酱油、白糖少许，加入土豆、松蘑，添汤炖煮，炖到 30 分钟时加盐调味，接着炖煮 20 分钟，出锅前加入蒜末即可。

功效： 健脾，开胃。适用于消化不良，食欲不振等症的调养。

山药兔肉

材料： 兔腿 3 个，山药 200 克，盐、味精、料酒、姜片、葱段各适量。

做法

1. 兔腿洗净，切块；山药洗净，去皮，切成滚刀块，备用。
2. 兔肉块放入砂锅内，加入适量清水，置于旺火上烧沸，撇去浮沫，转用文火炖煮。
3. 加入葱段、姜片、盐、料酒，炖 90 分钟；加入山药后，再续炖 30 分钟，加味精调味即可。

功效： 健脾，益胃，助消化。

小偏方有奇效

兔肉 250 克，小茴香 10 克。兔肉切成块，焯水。放入砂锅中，加水、小茴香、葱炖成半黏稠状。加入盐、香油，煮沸即成。本方健脾开胃。适用于脾胃虚弱者食用。

食用提示

- ✓ 兔肉 + 山药 = 健脾除湿
- ✗ 兔肉 + 小白菜 = 消化不良
- ✗ 兔肉 + 乌鸡肉 = 肠胃不适

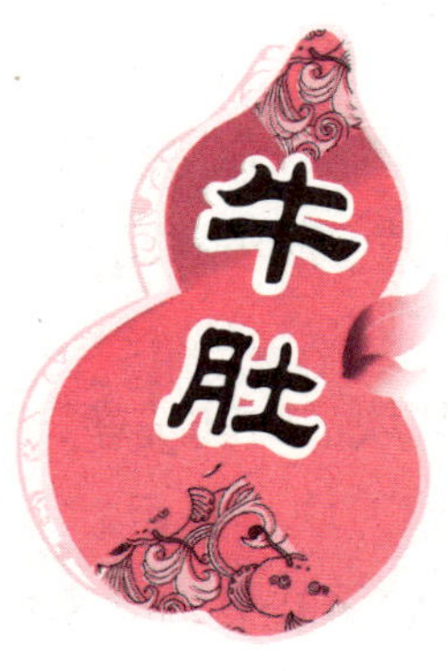

牛肚是牛的胃部的总称。牛肚含多种营养成分，中医认为其具有补益脾胃、补气养血、补虚益精之功效，适宜于病后虚羸、气血不足、营养不良、脾胃薄弱之人。既可以药用，也可以日常食用。如果再加上一些健脾益胃的中药，一起烹调，效果更佳。

养生小档案

别名	百叶、肚尖、牛胃、毛肚
性味归经	性平、味甘；归脾、胃经
适用人群	一般人群均可食用
主要营养成分	蛋白质、脂肪、钙、磷、铁、硫胺素、核黄素、尼克酸等
储存方法	冷藏或冷冻

功效妙用

益脾胃

牛肚具有很好的补益脾胃的功效。《本草纲目》中有牛肚“补中益气，解毒，养脾胃”之说。《日用本草》称其“和中，益脾胃”。

补虚

由于牛肚的营养丰富且易于消化，所以对于病后虚弱、气血不足等也有很好的食疗效果。

养护脾胃私房菜

肚丝汤

材料： 牛肚100克，姜片、味精、盐、料酒、花椒、小茴香各适量。

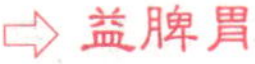

1. 牛肚洗净后，用清水煮沸3分钟后捞起。

2. 倒去原汤，再加入清水以小火炖煮至七成熟，加入适量盐、料酒、花椒、小茴香再煮，待牛肚熟透后再捞起，晾至不烫手，切丝盛入大碗中。
3. 加入姜片、味精适量，将第2次煮牛肚的汤倒入肚丝碗中没满肚丝，上笼蒸45分钟即可。

功效：健脾益气。适用于脾气不足所致的纳差、乏力、便溏等症。

干拌牛肚

材料：牛肚500克，辣椒油30克，料酒3克，姜10克，大葱20克，花椒粉、味精、盐各5克。

做法

1. 牛肚处理干净；葱切成马耳形；姜切大块。
2. 将净牛肚煮熟，用冷水冲凉，片去油和筋，再加葱段、姜块、料酒、盐、水将牛肚煮烂，熄火后再用原水泡2小时，捞出凉凉。
3. 将牛肚片成薄片，用盐、味精拌匀，等盐粒消失后再加辣椒油、花椒粉、葱段，拌匀即可。

功效：此菜可温中健胃。适用于阳虚胃痛、脘腹胀痛的调养。

小偏方有奇效

方一：砂仁、陈皮各3克，牛肚250克，生姜3片。

将牛肚洗净，生姜切碎。4味加水同炖至牛肚熟烂后，取出切片，放回汤中，调入盐、味精。本方有健脾理气，降气除满之功。

方二：牛肚1000克，荷叶50克，小茴香2克。牛肚擦洗，再用冷水反复洗净。鲜荷叶垫于砂锅底，放入牛肚，加水浸没，旺火烧沸后用中火煮30分钟，取出切小块后复入砂锅，加黄酒30毫升、茴香及桂皮少许。小火煨2小时，加姜片、盐、胡椒粉少许，继续炖煮2~3小时，直至牛肚酥烂为佳。本方补益脾胃。适用于脾胃虚弱，纳差，乏力者食用。

食用提示

✔ 牛肚＋白菜＝健脾益胃，促进吸收

✔ 牛肚＋黄芪＝益气补脾

✘ 牛肚＋赤小豆＝不利于吸收

羊肚是一种非常美味且补益身体的食材，为牛科动物山羊或绵羊的胃。羊肚味甘、性温，入脾、胃经。具有健脾补虚，益气健胃，固表止汗之功效。适用于虚劳羸瘦、不欲饮食、消渴、盗汗、尿频及肤色没有光华，手脚冰冷的人群。

养生小档案

别名	羊膍胵
性味归经	性温，味甘；入脾、胃经
适用人群	一般人群均可食用
主要营养成分	蛋白质、脂肪、碳水化合物、钙、磷、铁、维生素 B_1、维生素 B_2、烟酸等
储存方法	冷藏或者冷冻

功效妙用

和胃

《备急千金要方·食治》中说，羊肚“主胃反。治虚羸，小便数，止虚汗”。

益脾、助消化

《本草蒙筌》：“补虚怯，健脾。”适用于脾气虚弱，运化无力所致的脘腹胀满，大便溏泄，食欲不振，肢倦乏力等症。

养阴补血

羊肚补虚损，益精气，润肺补肾，用于肺肾阴虚的调养。

养护脾胃私房菜

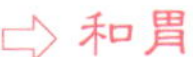

酸菜炖羊肚

材料：熟羊肚400克，酸菜300克，大葱1根，生姜1小块，大蒜8瓣，食用油30克，香油2小匙，料酒1大匙，胡椒粉、盐各2小匙，味精半小匙。

做法

1. 将羊肚切丝，放入沸水中稍汆，捞出控水；酸菜切丝；葱、蒜洗净，切末；姜洗净，切片。
2. 将食用油烧热，放入葱、姜、蒜、羊肚和酸菜，煸炒出香味，烹入料酒，加一大碗水，烧开后，加入味精、盐、胡椒粉稍煮，淋入香油即可。

功效：此方具有补虚损，益精气，润肺补肾等功效。

清汤羊肚

材料：羊肚500克，香菜15克，大葱5克，生姜4克，白皮大蒜3克，盐4克，胡椒粉3克，味精4克，香油2克。

做法

1. 取新鲜羊肚洗净，放入锅中，加入清水，再加入葱、生姜、大蒜煮至熟烂。
2. 取出羊肚切小块，再放入清汤中，加入盐、胡椒粉、味精等，上火煮开后，加入适量香菜，盛出，淋上香油即成。

功效：温胃，健脾。适用于不思饮食、瘦弱体虚者。

小提示：洗羊肚时加点儿醋，可以去除异味。

小偏方有奇效

方一：羊胃1个，白术50克。一同放入锅中加水适量，将羊肚煮熟。可饮汤、吃羊肚。对于久病虚羸，瘦弱者有很好的食疗作用。

方二：党参、山药各25克，白术20克，与羊肚1个同煮汤，煮熟后捞去白术药渣，其余的肉、汤、山药皆可食用，适用于脾胃虚弱引起的饮食减少，形体消瘦。

食用提示

- ✔ 羊肚 + 白术 = 开胃消食
- ✔ 羊肚 + 山药 = 益气健胃
- ✔ 羊肚 + 胡椒 = 开胃、增食
- ✘ 羊肚 + 红豆 = 消化不良

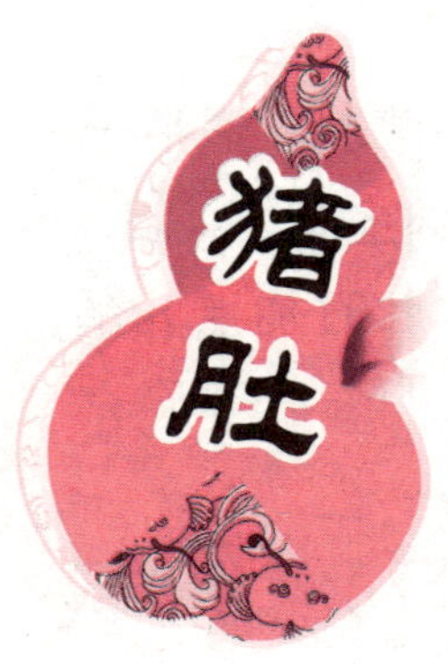

猪肚就是猪的胃，含有蛋白质、脂肪、碳水化合物、维生素及钙、磷、铁等营养成分。中医养生学认为，猪肚具有补虚损、健脾胃的功效，适用于气血虚损、身体瘦弱者食用。猪肚应选购有弹性、组织坚实、黏液较多、外表白色略带浅黄，内部无硬粒硬块者。

养生小档案

别名	肚
性味归经	性微温，性甘；归脾、胃经
适用人群	一般人群均适用；虚劳瘦弱、脾胃虚弱者尤宜
主要营养成分	蛋白质、矿物质、各种维生素
储存方法	新鲜食用或冷藏

功效妙用

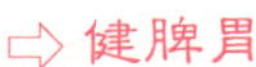

健脾胃

《本草经疏》中记载："猪肚，为补脾胃之要品，脾胃得补，则中气益，利自止矣。"经常食用猪肚对脾胃大有裨益。

补虚损

《日华子本草》中记载："猪肚主补虚损。"猪肚适用于虚劳羸弱、泄泻、下痢、消渴、小便频数、小儿疳积等症的调养。

养护脾胃私房菜

山药白果炖猪肚

材料： 山药50克，猪肚350克，姜10克，白果20克，清汤1000毫升，盐5克，鸡精3克，糖少许。

做法

1. 将山药去皮、洗净、切厚片，入沸水中汆烫；白果洗净，备用；猪肚洗净，切条，入沸水中汆烫；姜洗净，切片待用。
2. 净锅上火，放入清汤、姜片、白果、猪肚，大火烧开转小火炖30分钟。
3. 再下入山药炖20分钟，加盐、鸡精、糖调味即成。

功效： 健脾，益气，除湿。

胡椒猪肚汤

材料： 胡椒粒12克，猪肚1个（约600克），蜜枣5枚，盐、味精、淀粉各适量。

做法

1. 猪肚用淀粉、盐擦洗内外，洗净。
2. 将胡椒放入猪肚内，用线缝合，与蜜枣一齐放入锅内。
3. 加清水适量，大火煮沸后，小火煲3小时，加盐、味精调味后，饮汤吃猪肚、蜜枣。

功效： 温中健脾，散寒止痛。适用于脾胃虚寒、胃脘冷痛、四肢不温、形寒怕冷者的调养。

小偏方有奇效

方一： 猪肚1个，丁香、肉桂、茴香各适量。将前述材料一齐放入锅中，再加入一些调料，如姜、葱、盐、料酒、酱油，小火炖至极烂，粳米适量煮粥兑入，空腹服，每日1次。本方健脾温中，适用于胃寒疼痛。

方二： 猪肚1个，胡椒15克，肉桂5克，白术、葱头各15克，盐适量。将猪肚洗净，再把材料拌适量盐，填入猪肚中，放入砂锅，加适量的水，先用大火煮沸，再用小火炖至猪肚烂熟，空腹吃猪肚，饮汤，每次1小碗，每日2~3次。本方温中健脾，适用于虚寒所致的胃疼。

食用提示

- ✔ 猪肚 + 莲子 = 补益气血
- ✔ 猪肚 + 黄芪 = 益气健脾
- ✔ 猪肚 + 党参 = 健脾养血
- ✘ 猪肚 + 菱角 = 肠胃不适

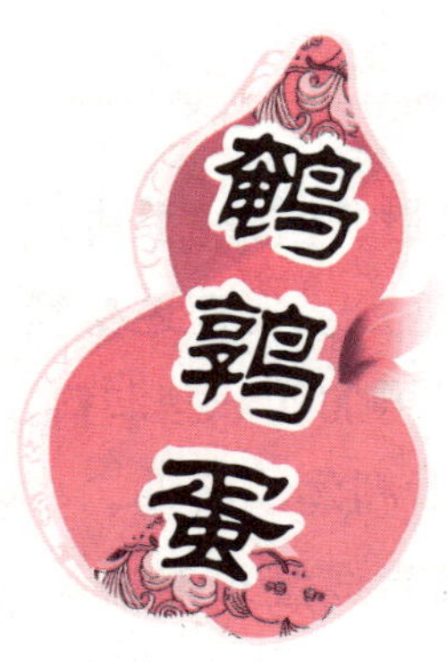

鹌鹑蛋是一种很好的补养食品，其营养价值颇高，有“卵中佳品”、“动物中的人参”之称。它椭圆形的模样，个体很小，一般只有5克左右。鹌鹑蛋的营养价值不亚于鸡蛋，有护肤、美肤等作用。鹌鹑蛋中的B族维生素含量多于鸡蛋，特别是维生素 B_2 的含量是鸡蛋的2倍。

养生小档案

别名	鹑鸟蛋、鹌鹑卵
性味归经	性平，味甘
适用人群	一般人群均适用
主要营养成分	蛋白质、脑磷脂、卵磷脂、赖氨酸、胱氨酸、维生素A、维生素 B_2、维生素 B_1、铁、磷、钙等
储存方法	鲜鹌鹑蛋表面有天然保护层，冷藏保存即可

功效妙用

补益脾胃

鹌鹑蛋性质平和，不温不燥，有补养脾胃后天之气的功效。

补气益血，强筋壮骨

鹌鹑蛋对贫血、营养不良、神经衰弱、月经失调、高血压、支气管炎等病症具有调养作用。同时，还有祛风湿、强壮筋骨的作用。

养护脾胃私房菜

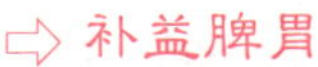

鹌鹑蛋粟米羹

材料： 鹌鹑蛋12个，鸡肉150克，粟米粒1罐，鸡蛋2个，香菜2棵（切碎），上汤6杯，淀粉1/2汤匙，胡椒粉少许，糖1/2茶匙，香油少许，盐适量，粟子粉1/2汤匙。

做法

1. 鹌鹑蛋洗净；鸡蛋打匀；鸡

肉洗净，抹干水，切粒，加淀粉、胡椒粉、水拌成稀糊状。

2. 将鹌鹑蛋蒸 15 分钟至熟，浸于清水中，等冷后去壳，洗净。
3. 把上汤、粟米、鹌鹑蛋放入煲内煮沸，放入鸡肉拌匀煮熟，加入糖、盐、香油。
4. 栗子粉加适量清水搅匀，倒入锅中，轻轻搅拌，最后将鸡蛋液倒进锅中，搅拌成絮状即成。

功效：开胃健脾，滋养五脏。

小偏方有奇效

鹌鹑蛋、栗子各 250 克，胡萝卜 1 根，杜仲 10 克，小枣 5 个，大葱 2 克，老姜 3 克，高汤 50 毫升，食用油 30 毫升，干淀粉适量。将生鹌鹑蛋放入锅里，加入水，放入杜仲煮熟，取出鹌鹑蛋过冷水后去皮。胡萝卜洗净去皮，切成滚刀块；栗子煮熟去皮；葱、姜切片备用。将剥去皮的鹌鹑蛋蘸满干淀粉，中火烧热锅中的油（15 毫升）至五成热，放入鹌鹑蛋煎至微黄后捞出。大火烧热炒锅中的油（15 毫升）至七成热，放入葱、姜，出香味后，放入胡萝卜块煸炒至软，加入栗子、小枣、高汤，炖 10 分钟后加入鹌鹑蛋，待鹌鹑蛋入味后收汁即可。此方具有健脾、益气养血、补肾强骨的功效。

食用提示

✓ 鹌鹑蛋 + 银耳 = 补益脾胃，润肺滋阴

✓ 鹌鹑蛋 + 韭菜 = 缓解肾虚腰痛

✗ 鹌鹑蛋 + 香菇 = 易生色斑

✗ 鹌鹑蛋 + 螃蟹 = 影响消化

脾胃健康一点通

巧选鹌鹑蛋，充分发挥其营养价值

鹌鹑蛋是日常生活中比较常见的一种蛋类，其营养及保健价值极高。在购买鹌鹑蛋时，如果用手拿起来感觉轻飘飘的，或摇晃时有明显的声响，或闻起来有一种臭味，都说明鹌鹑蛋不够新鲜，不宜购买，这类产品的营养价值就降低了。新鲜的鹌鹑蛋表面有棕褐色的斑点，蛋壳颜色鲜明，有细小的孔，用手摇晃无声音。

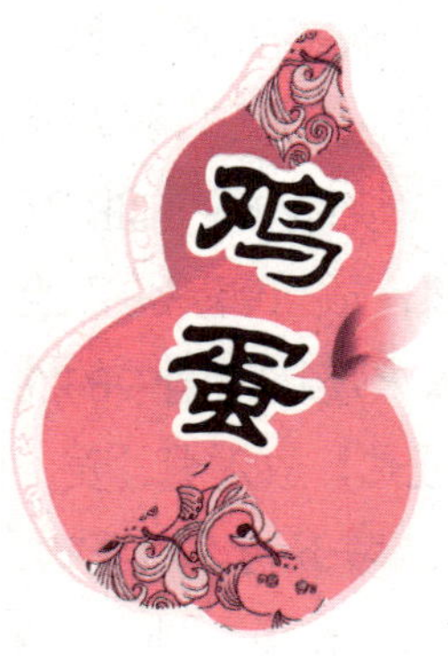

鸡蛋是一种物美价廉、非常易得的营养食品，鸡蛋的吃法很多，既可以充当主食煮着吃，也可以入菜。由于鸡蛋中的蛋白质含量十分丰富且易于被人体吸收，故营养学家称之为“完全蛋白质模式”，又因其营养丰富被誉为“理想的营养库”，是脾胃虚弱和病体初愈者的保健食物。

养生小档案

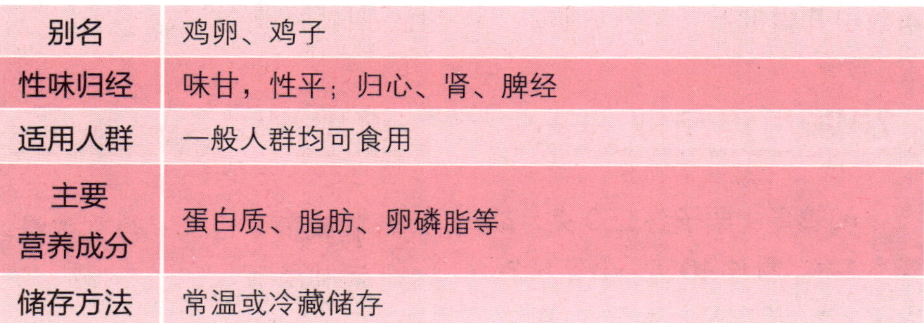

别名	鸡卵、鸡子
性味归经	味甘，性平；归心、肾、脾经
适用人群	一般人群均可食用
主要营养成分	蛋白质、脂肪、卵磷脂等
储存方法	常温或冷藏储存

功效妙用

有益脾胃

鸡蛋的营养丰富且易于消化吸收，对于脾胃有很好的补益功能，还可以养气血。

养护脾胃私房菜

鸡蛋红糖小米粥

材料： 鸡蛋3个，小米、红糖各100克。

做法

1. 将小米淘洗干净，待用。
2. 小米煮粥，将熟时放入搅匀的蛋液，略煮，下红糖调味即可。

功效： 补脾胃，益气血，活血脉。

食用提示

✓ 鸡蛋 + 青椒 = 营养互补

✗ 鸡蛋 + 白薯 = 不利吸收

调料及其他

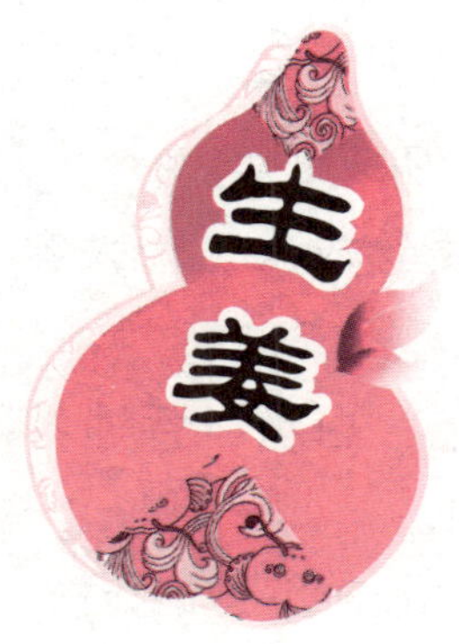

本品为姜科植物姜的新鲜根茎。生姜是一种常用的调味品，它能使各种菜肴鲜美可口，味道清香。在菜里放上一点嫩姜，能改善食欲，增加饭量，所以俗话说："饭不香，吃生姜。"同时姜还有很好的药用价值。其特有的"姜辣素"能刺激胃肠黏膜，使胃肠道充血、消化能力增强，能有效地缓解吃寒凉食物过多而引起的腹胀、腹痛、腹泻、呕吐等。

养生小档案

别名	紫姜、鲜姜、老姜
性味归经	性微温，味辛；入肺、心、脾、胃经
适用人群	一般人群均适用。阴虚及热性体质者慎食
主要营养成分	多种矿物质、维生素、姜酮、姜醇、姜酚
储存方法	干燥通风处保存

功效妙用

⇨ 温中止呕、健胃

生姜有"呕家圣药"之誉。可治晕车晕船：生姜一片贴于肚脐，外贴一张伤湿止痛膏，有明显的缓解作用。

姜的成分里富含抗氧化的元素，可以有效调整消化系统，刺激胃液分泌，帮助消化，减轻受凉和饮食不当引起的呕吐、腹泻症状。

⇨ 抗氧化，抑肿瘤

生姜中所含的姜辣素和二

苯基庚烷类化合物的结构均具有很强的抗氧化和清除自由基作用，以及抑制肿瘤作用。吃姜能抗衰老，老年人常吃生姜可除“老人斑”。

➩ 降温排汗、醒脑提神

生姜具有发汗解表的作用，食用后会使人体发热，血管扩张，从而加快血液循环，促使毛孔张开，带走体内多余的热量，起到降温排汗、醒脑提神的作用。

养护脾胃私房菜

生姜粥

材料： 鲜生姜5~10克，大枣2~5枚，粳米100~150克，盐少许。

做法

1. 鲜生姜洗净切片。
2. 粳米淘洗干净；红枣洗净，去核。
3. 姜、红枣、粳米同放入锅中，加入适量清水煮粥。
4. 煮好后加盐调味。

功效： 本粥有暖脾养胃、祛风散寒的功效，适用于病后或老年人脾胃虚寒，反胃食少。

凉拌子姜

材料： 子姜30~60克，盐、醋、白糖、香油各适量。

做法

1. 子姜洗净，切成细丝。
2. 将切好的姜丝放入一个大容器中。
3. 加入盐、醋、白糖、香油拌均匀，即可。

功效： 有开胃和中，止呕的作用。

小偏方有奇效

方一： 陈皮12克，煎汤取汁，加生姜汁适量，一同煎沸，分2~3次服用。有开胃和中之功。

方二： 将适量生姜切片，放入醋中浸泡，每天早晨吃两三片。可以温胃散寒，促进血液循环。

食用提示

- ✔ 姜 + 海蟹 = 暖胃、解毒
- ✔ 姜 + 慈姑 = 祛除寒性
- ✔ 姜 + 牛肉 = 驱寒、治腹痛
- ✘ 姜 + 兔肉 = 易致腹泻

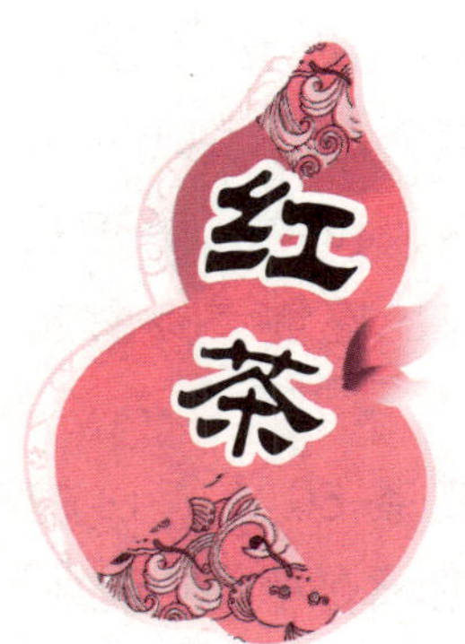

红茶是一种经过揉捻、发酵、干燥等工艺处理的茶叶。由于这一特殊的制作工艺，使得茶叶的成分发生了一系列以茶多酚酶促氧化为中心的反应，茶多酚减少90%以上，产生了茶黄素、茶红素等新成分，香气物质比鲜叶明显增加。所以红茶具有了红茶、红汤、红叶和香甜味醇的特征。

养生小档案

别名	祁红、滇红
性味归经	性温，味甘平；入心、肺、胃经
适用人群	一般人群均适用
主要营养成分	水溶性维生素、维生素A、钙、磷、镁、钾等
储存方法	置阴凉干燥处密封保存

功效妙用

⇨ 健胃、养胃

红茶经过发酵烘制后，本来对胃有刺激作用的茶多酚在氧化酶的作用下发了生酶促氧化反应，经形成的氧化产物能够促进人体消化，保护胃黏膜。

⇨ 强健骨骼

红茶除了含多种水溶性维生素外，还富含微量元素钾，当冲泡后70%的钾可溶于茶水内。钾有增强心脏血液循环的作用，并能减少钙在体内的流失。而红茶中所含的锰是骨结构不可缺少的元素之一，因而常喝红茶对骨骼强健也有益处。

⇨ 预防疾病

红茶的抗菌力强，用红茶漱口可预防病毒引起的感冒，并预防蛀牙与食物中毒，降低血糖与血压。红茶中含有一种类黄酮化合物，其作用类似于抗氧化剂，能预防中风和心脏病。

养护脾胃私房菜

红茶柑果粥

材料： 红茶 0.5~1.5 克，柑果 100 克，粳米 50 克，冰糖 25 克。

做法

1. 柑果洗净，连皮切开。
2. 粳米洗净和柑果加水煮沸 3 分钟。
3. 放入红茶、冰糖熬粥。

功效： 温胃健脾。用于消化不良等。饮汁后食柑果。

小偏方有奇效

方一： 红茶 1 克，橘皮 15~25 克，红糖 25 克。橘皮加水 500 毫升煮沸 10 分钟，取汁冲泡红茶、红糖，分 3 次温饮，每天 1 剂。用于消化不良等。

方二： 红茶、橘花各 3 克。二者开水冲泡，取汁代茶饮，每天 1 剂。可用于胃寒疼痛，嗳气呕吐，食积不化等。

方三： 红茶 3 克，橘皮 3 克，砂仁 3 克，蒲公英 5 克。4 味用 200 毫升沸水泡 5~10 分钟。可清热、和中。能有效缓解脾胃虚弱、慢性胃炎引起的不适。

方四： 红茶 50 克，白糖 500 克。红茶加水煎煮 20 分钟，取汁；共煎煮 4 次，合并茶汁，加入白糖熬煮至呈丝状、不黏手，趁热倒入涂过食油的瓷盘中，待冷切块，每次饭后服食 1~2 块。用于消化不良、脘闷胀饱、胃痛不适等。

方五： 红茶 5 克，蜂蜜 20 克。将红茶放入保温杯，以沸水冲泡，盖上盖温浸 10 分钟，再调入蜂蜜，趁热饮用。本方温中健胃，助消化，适用于胃及十二指肠溃疡。

食用提示

- ✓ 红茶 + 牛奶 = 养胃
- ✓ 红茶 + 糖 = 暖胃
- ✓ 红茶 + 柠檬 = 健脾胃
- ✗ 红茶 + 绿茶 = 降低功效

【第四章】

常见中药材养脾胃

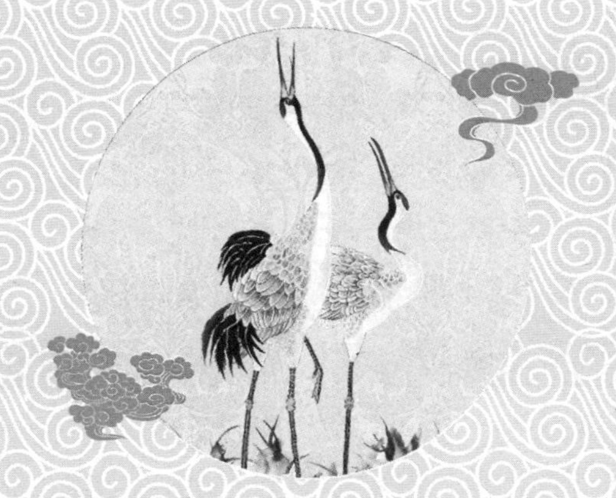

中医中药博大精深，很多药材都可以做成药膳，用于日常保健，运用得当会收到很好的养生效果。本章就给大家介绍一些常用的调理脾胃、强身健体的中药材。

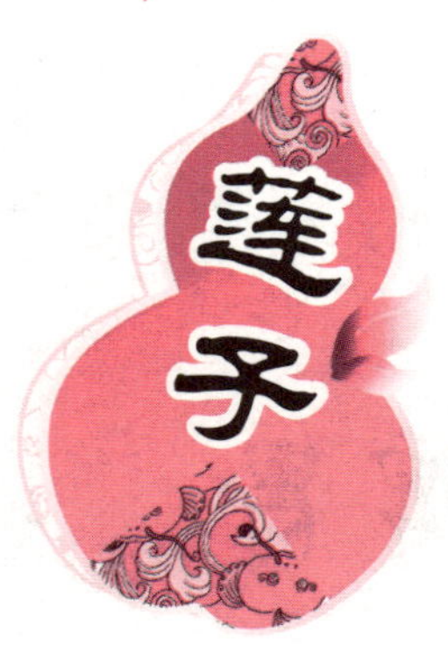

莲子就是莲花的种子。莲子中的钙、磷和钾含量非常丰富，还含有蛋白质、脂肪、糖，以及其他多种维生素、微量元素，对缓解慢性胃炎、消化不良等都有一定功效。其中，磷还是细胞核蛋白的主要组成部分，能帮助机体进行蛋白质、脂肪、糖类代谢，并维持酸碱平衡。

养生小档案

别名	白莲、莲实、莲米、莲肉
性味归经	鲜者甘、涩、平，无毒；干者甘、温、涩、无毒；入脾、肾、心经
适用人群	一般人群均适用
主要营养成分	淀粉、β－谷甾醇，生物碱及丰富的钙、磷、铁等矿物质和多种维生素

功效妙用

补脾止泻

中医典籍《王氏医案》中记载：“莲子，最补胃气而镇虚逆，……用于脾虚久泻。”说明了莲子的补脾止泻功效。脾胃虚弱、腹泻者可适当食用。

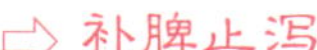滋养补虚

莲子善于补五脏不足，通利十二经脉气血，使气血畅而不腐。对于久病、产后或老年体虚者，更是常用营养佳品。

防癌

莲子所含氧化黄心树宁碱对癌细胞有抑制作用。

清心安神

莲子适用于轻度失眠人群，主治夜寐多梦、失眠、健忘、心烦口渴、妇女崩漏、带下等病症。

养护脾胃的美味药膳

银耳莲子汤

材料： 水发银耳 200 克，莲子 30 克，薏苡仁 10 克，冰糖适量。

做法

1. 用热水浸泡莲子至发软；银耳泡发洗净，摘成小朵；薏苡仁洗净。
2. 上述材料加适量水煮 45 分钟，加入冰糖调味即可。

功效： 健脾润肺。

冰糖湘莲

材料： 莲子（湘莲）120 克，鲜菠萝 30 克，樱桃、桂圆肉各 15 克，冰糖 180 克。

做法

1. 将莲子去皮、去心；桂圆肉、樱桃用温水洗净；菠萝去皮，切成小块。
2. 将樱桃、桂圆肉、菠萝、莲子及冰糖一起放入锅中加水煮熟，即可。

功效： 健脾益胃，补血生津。

莲子红枣豆浆

材料： 黄豆 20 克，莲子 10 克，红枣 12 克，冰糖适量。

做法

1. 莲子提前用水浸泡 3~5 小时至软；红枣和黄豆清水浸泡 30 分钟。
2. 泡好的莲子去掉心；红枣洗净，去掉枣核。
3. 将莲子、红枣和泡过的黄豆倒入豆浆机中，再加入冰糖及适量的清水，按下功能键即可。

功效： 此豆浆滋阴补气，养血安神，适合全家人饮用。

中药选购小常识

好的莲子外观上有一点自然的皱皮或残留的红皮，颗粒饱满，个头不大（莲子个头不可太大，太大可能是被施过肥的）。

优质莲子含水少，生嚼具有莲子的清香，甜中带微苦（莲子心有苦味）。煮过后有清香味，膨胀较大，劣质莲子煮后大小几乎无变化，无清香味，而有碱味。

食用提示

- ✔ 莲子 + 山药 = 健脾补肾
- ✔ 莲子 + 南瓜 = 通便、排毒
- ✘ 莲子 + 猪肚 = 影响消化

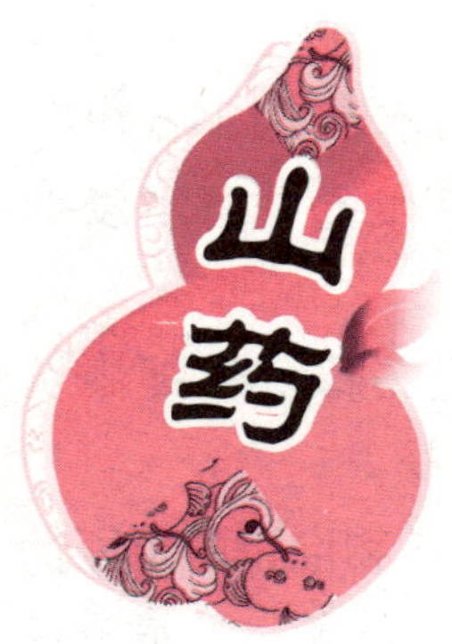

山药

山药中含有多种氨基酸、微量元素及矿物质，具有健脾胃、补肺肾、补中益气、健脾补虚、固肾益精等作用，李时珍《本草纲目》中有“健脾补益、滋精固肾、治诸百病，疗五劳七伤”之说，特别适合脾胃虚弱者进补食用。秋冬进补前吃点山药，更有利于补品的吸收。

养生小档案

别名	淮山、怀山药、土薯、山薯、薯蓣
性味归经	性平，味甘；归脾、肺、肾经
适用人群	一般人群均适用
主要营养成分	蛋白质、B 族维生素、维生素 C、维生素 E、葡萄糖、粗蛋白氨基酸、胆汁碱、尿囊素等；其中重要的营养成分是薯蓣皂

功效妙用

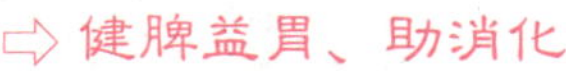

健脾益胃、助消化

山药是一味平补脾胃的食物，为药食两用之品。不论脾阳亏或胃阴虚，均可用山药予以滋补。

对于脾胃虚弱、食少体倦、泄泻等病症，山药具有非常好的改善作用。有此类问题的人群，不妨经常食用山药。

补肾益精

山药强身健体的功能非常显著，具有补肾益精的作用。肾亏遗精、妇女白带多、小便频数等患者，日常都可以多吃用山药做的食物。

润肺止咳

山药具有润滑、滋润的作用，故可益肺气、养肺阴，对肺虚痰嗽、久咳等症有非常好的治疗效果。

养护脾胃的美味药膳

枣泥山药糕

材料： 新鲜山药500，无核红枣100克，白糖4汤匙，糯米粉3汤匙。

做法

1. 红枣、枸杞子洗净，分别用清水先浸泡一晚。
2. 山药去皮，切成薄片，放入清水中，撒上1汤匙白糖拌匀。放入锅中，以大火隔水清蒸25分钟，取出摊凉。红枣切丝，加3汤匙白糖拌匀，以大火隔水清蒸15分钟，取出摊凉。
3. 将摊凉的山药压制成泥，加入3汤匙糯米粉，用手不断揉搓压制成山药面团，让其静置15分钟。蒸好的红枣用勺子捣烂，放入榨汁机中搅打成枣泥，取出待用。
4. 取鸡蛋大小的山药面团，夹入适量枣泥作馅，压成饼状。隔水清蒸10分钟，取出便可食用。

功效： 补气养血，健脾益胃。

清炒山药

材料： 山药1段，胡萝卜半根，菜心几根，盐1/2小匙。

做法

1. 山药去皮，斜切成段，再把段竖切成菱形片，放入水中洗掉黏液，胡萝卜也这样切，菜心也切段。
2. 锅中烧开水，下入山药和胡萝卜烫至水再次沸，捞出，菜心烫一下马上捞出。
3. 重新起锅下少许油，下烫好的蔬菜，加1/2小匙盐，大火快速炒匀出锅即可。

功效： 滋阴健脾，增加食欲。

山药羊肉汤

材料： 羊肉500克，山药150克，姜、葱、胡椒、料酒、盐各适量。

做法

1. 将羊肉切成片；山药去皮切片；姜洗净后拍破；葱洗净待用。
2. 锅内放水，投入羊肉片，加姜烧滚，捞出羊肉片待用。
3. 山药与羊肉片一起放入锅中，注入清水适量，加姜、葱、胡椒、料酒，先用大火烧沸后，撇去浮沫，加盐，改小火炖至熟烂。

功效： 健脾益胃。适宜于脾胃虚弱、胃阴不足证。

洋参山药乌鸡汤

材料：西洋参15克，山药30克，红枣20克，乌鸡250克，生姜3片。

做法

1. 将西洋参洗净，切薄片；山药、红枣洗净。
2. 乌鸡洗净，斩件，放入沸水中煮3分钟，捞起，备用。
3. 把全部材料放入瓦煲内，加入清水适量。
4. 先用大火煮沸，继用小火煮1小时左右，调味即可饮汤食肉。

功效：补虚劳，益脾胃。

需要注意的是：如外感病邪未清或湿热明显者慎用。

山药鸭汤

材料：山药20克，鸭1只，枸杞子15克，桂圆肉15克，盐适量。

做法

1. 鸭飞水，洗净备用，其余材料也洗净备用。
2. 煲内放适量的水，猛火煮至水沸，将全部材料放下，改用中火煲2~3小时。
3. 加入适量盐调味，即可食用。

功效：补心脾，益气血。

中药选购小常识

好的山药干货煲汤之后，应该和鲜山药一样，质地是粉粉的，带有甜味。如果煲汤以后，山药还是坚韧的，并带有酸味，就有可能是木薯冒充的。以下几点可作为选购山药的参考：

看“心线”

山药片中间没有心线，木薯片中间有心线，认真观察，就能看出来。有的木薯片晒干后，心线会掉出去，留下一个小洞。

看边缘

山药的皮很薄，削片前都会被削干净。木薯皮比山药皮厚。一些拇指粗的木薯，制假者往往不会花工夫去剥皮，所以，干片边上就会存留着厚皮。

食用提示

- ✔ 山药＋排骨＝健脾益气
- ✔ 山药＋红枣＝滋阴、补脾、养血
- ✖ 山药＋黄瓜＝不利吸收

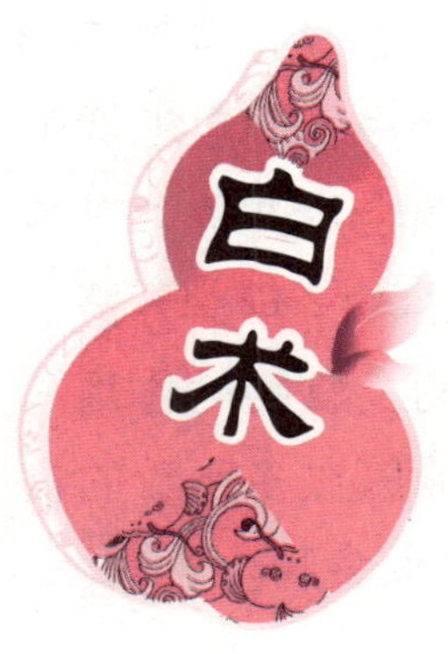

白术是菊科植物白术的根茎，具有多种药用功能。白术含有挥发油，其中主要成分是苍术醇、苍术酮，并含有维生素A。白术被中医用作强健脾胃的有效药物，不仅可单方入药，还可以和其他药物、食物配伍使用，治疗和缓解各种疾病。

养生小档案

别名	山蓟、杨抱蓟、术、山芥、天蓟、山姜、乞力伽、山精
性味归经	味苦、甘，性温；归脾、胃经
适用人群	一般人均可食用白术
主要营养成分	白术多糖、氨基酸、黄酮类化合物、挥发油等

功效妙用

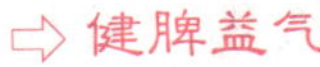

白术具有健脾益气的功效，可以缓解脾胃虚弱，食少胀满，倦怠乏力，泄泻等病症。

养护脾胃的美味药膳

砂仁白术山药粥

材料： 砂仁、白术各10克，山药（干）30克，大米50克。

做法

1. 先将砂仁、白术煎煮，取浓缩汁70毫升。
2. 山药(切细),与大米熬至粥稠，再加入药汁稍煮一会即成。

功效： 健脾补肾，强壮肌肉。

食用提示

- 白术＋党参、甘草＝补益脾胃
- 白术＋陈皮、茯苓＝健脾燥湿、止泻

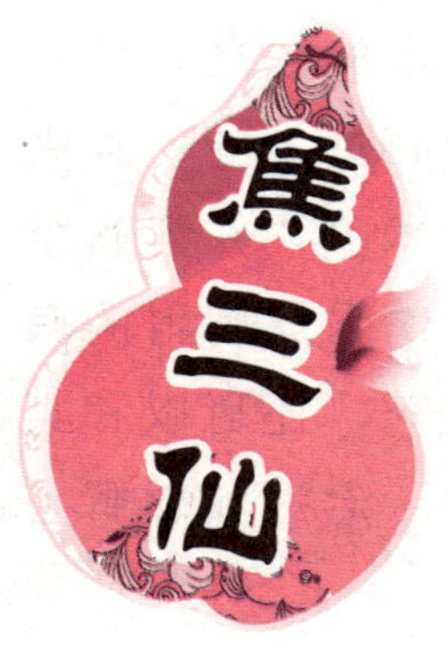

焦三仙是焦神曲、焦山楂、焦麦芽3种药配伍的统称，三药合用能明显地增强消化功能，因此常将三药合用并称为“焦三仙”。其中焦麦芽行气消食，健脾开胃，焦麦芽有很好的消化淀粉类食物的作用；焦山楂善于化解肉类或油腻过多所致的食滞；焦神曲则利于消化米面食物。

养生小档案

别名	即焦麦芽、焦山楂、焦神曲
性味归经	适用于消化不良人群
适用人群	消化不良或积食

功效妙用

消导食积

焦三仙各有其作用，中医常将3味药配伍，有消导食积作用，适用于食欲不振、消化不良、脘痞胀满等症。

养护脾胃的美味药膳

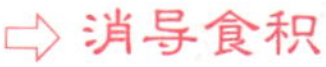

焦三仙粥

材料： 焦神曲、焦麦芽、焦山楂各10~15克，粳米50克，白糖适量。

做法

1. 将焦神曲、焦麦芽、焦山楂一同放入砂锅中注入适量清水煎取浓汁，去渣。
2. 将粳米放入锅中煮粥，熟后加入白糖调味。

功效： 消食导滞，健运脾胃。

食用提示

- 焦三仙 + 谷芽 = 增强药效
- 焦三仙 + 焦槟榔 = 健脾导滞

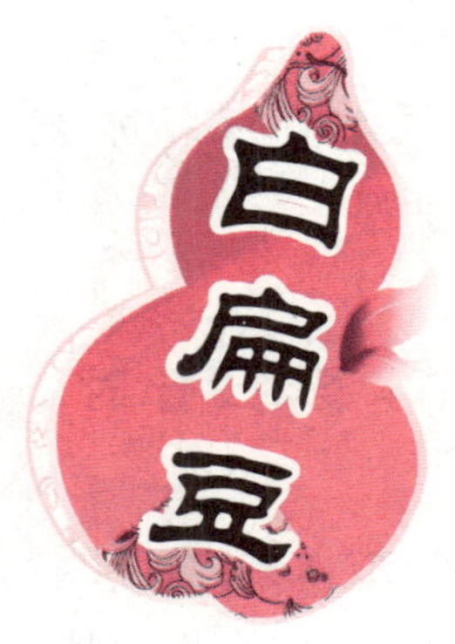

白扁豆为豆科植物扁豆的白色成熟种子。白扁豆味道清香美味，营养价值和药用价值都非常高。它的矿物质和维生素含量比大部分根茎菜和瓜菜都高，而且是补脾暖胃、化湿消暑、补虚止泻的药食两宜佳品，既可以在菜市场买到，也可以在药房买到。一般作为药材用的都是干品。

养生小档案

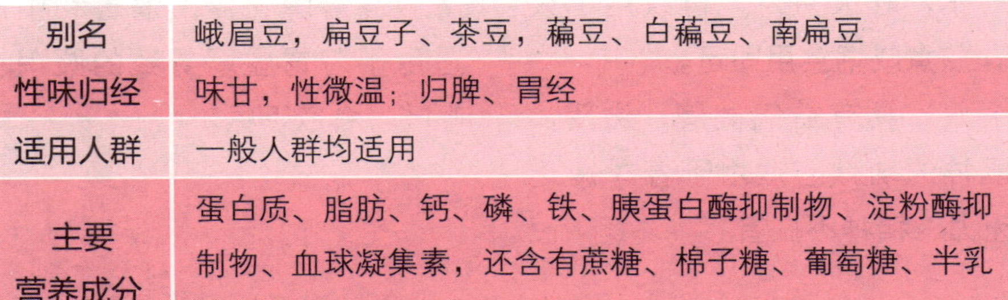

别名	峨眉豆，扁豆子、茶豆，藊豆、白藊豆、南扁豆
性味归经	味甘，性微温；归脾、胃经
适用人群	一般人群均适用
主要营养成分	蛋白质、脂肪、钙、磷、铁、胰蛋白酶抑制物、淀粉酶抑制物、血球凝集素，还含有蔗糖、棉子糖、葡萄糖、半乳糖、果糖等物质

功效妙用

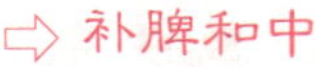

补脾和中

白扁豆能补气健脾，兼能化湿，药性温和，补而不滞，适用于脾虚湿滞、食少、便溏或泄泻者食用。此外，白扁豆还可用于脾虚湿浊下注之白带过多，宜与白术、苍术、芡实等补气健脾除湿之类的中药材搭配使用。白扁豆生用与熟用效果不同，炒后使用可使健脾止泻作用增强，故用于健脾止泻及作散剂服用时宜炒用。

化湿消暑

中医认为，夏日气温较高、湿气较重，容易出现脾胃不和的情况，从而引发呕吐、腹泻等问题。白扁豆能健脾化湿以和中，性虽偏温，但无温燥助热伤津之弊，故可用于暑湿吐泻。

养护脾胃的美味药膳

扁豆银耳莲子粥

材料： 白扁豆30克，莲子15克，银耳10克，大米100克，水适量。

做法

1. 白扁豆、莲子、大米洗净。
2. 银耳用冷水泡发后洗净切碎。
3. 将白扁豆、莲子、银耳、大米放入锅内，加入适量的清水，旺火煮沸，再改用小火熬煮成粥食用即可。

功效： 具有益气健脾，滋阴，醒神的功效。适用于春季疲乏无力、精神不振者。

扁豆泥

材料： 鲜白扁豆500克，白砂糖150克，玫瑰花50克。

做法

1. 鲜白扁豆用开水浸泡10分钟，去皮，洗净，上笼蒸熟，取出剁成茸。
2. 炒锅放在火上，下油加热至四成油温，下扁豆茸炒至翻沙，加白糖、玫瑰花炒匀，起锅装盘即成。

功效： 清暑，祛湿，理肠胃，止呕吐。

冰糖扁豆汤

材料： 白扁豆100克，冰糖150克，清水适量。

做法

1. 白扁豆放凉水浸泡2小时，去壳备用。
2. 去壳的白扁豆放入锅内，加清水，开大火煮开，转小火继续。
3. 加入冰糖继续煮，大约煮1个小时，煮至扁豆熟烂即可。

功效： 健脾化湿，消暑和中。适用于脾胃虚弱导致的腹泻、呕吐、食欲不振。

中药选购小常识

挑选白扁豆时，应以粒大、饱满、色白者为佳。颗粒小，不饱满的为劣等品。

食用提示

- ✔ 白扁豆＋粳米＝健脾和胃
- ✔ 白扁豆＋莲子＝养胃健脾
- ✔ 白扁豆＋党参＝健脾补气
- ✘ 扁豆＋空心菜＝不利吸收
- ✘ 扁豆＋菠菜＝不利吸收

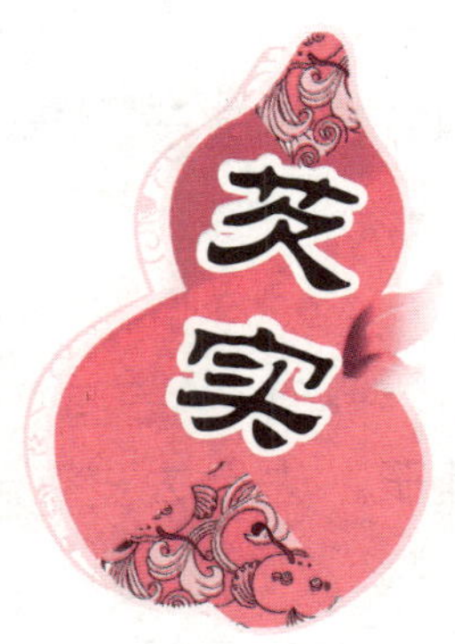

芡实，俗称“鸡头米”，为睡莲科一种水生植物的果实。主要分布在我国南北各地的沼泽湖泊，与菱角、莲藕、荸荠并列为四大水生蔬果。既可食用，也可作药用。中医认为，芡实是滋养强壮性食物，和莲子有些相似，具有健脾、养胃、固肾等功效。

养生小档案

别名	鸡头、鸡头米、鸡头苞、鸡头莲
性味归经	味甘、平；入脾、肾经
适用人群	一般人群适用
主要营养成分	淀粉、蛋白质、脂肪、碳水化合物、钙、磷、铁等

功效妙用

⇨ 补脾止泻、益肾固精

古书早有记载，芡实具有补脾益肾、固精等功效，可经常食用。用于脾虚泄泻，常配山药、白术。

养护脾胃的美味药膳

芡实桂圆煲乌鸡

材料：乌鸡1只，芡实20克，桂圆12颗，党参、山药、玉竹、枸杞子各10克，盐适量。

做法

1. 芡实浸泡2小时以上。
2. 乌鸡焯水去血沫后加水煮开，放入除枸杞子和盐之外的所有材料，小火煲2小时后再放入枸杞子和盐略煮就可以了。

功效：健脾益胃，补气血。

水鸭薏苡仁芡实汤

材料：水鸭500克，薏苡仁40

克，芡实 40 克，红枣 3 粒，姜 5 片。

做法

1. 水鸭洗净斩块后飞水，薏苡仁、芡实和红枣洗净。
2. 烧热油锅后放入姜片和鸭肉大火煸炒 2 分钟左右。
3. 将其他材料放入锅中，加入开水，大火烧开后撇去浮沫，转小火煲 2 小时即可。

功效： 健脾养胃，滋阴补血。

莲子芡实荷叶粥

材料： 莲子 30 克，芡实 30 克，糯米 60 克，荷叶 50 克，白砂糖或盐 10 克。

做法

1. 将莲子、芡实、糯米洗净，荷叶洗净分卷扎成 3~4 小卷；
2. 把全部用料放入锅内，加清水适量，大火煮沸后，小火煮至粥成，去荷叶，加盐调咸粥或加糖调甜粥均可，随量食用。

功效： 健脾涩肠，养心安神。适用于失眠心悸、气短乏力、食少倦怠，或食后腹胀，或大便溏薄等。胃肠湿热之大便稀者不宜食用。

芡实莲子饭

材料： 大米 500 克，莲子、芡实各 50 克。

做法

1. 将大米淘洗干净。
2. 温水泡发莲子，去心去皮；温水泡发芡实。
3. 将大米、莲子、芡实置锅内，加水煮熟即可。

功效： 健脾固肾，涩精止遗。适用于泄泻、遗精等症。

中药选购小常识

芡实分为南芡实和北芡实两种，南芡实品质优于北芡实。南芡实外形呈圆球形，一端呈白色，表面光滑，有花纹，质硬而脆，剖开后断面不平，色洁白，有粉性。以颗粒饱满、均匀，粉性足、无碎屑及皮壳者为佳。

食用提示

- 芡实 + 山药 = 补脾益气、收敛止带
- 芡实 + 桂圆 = 益气补血，健脾养心

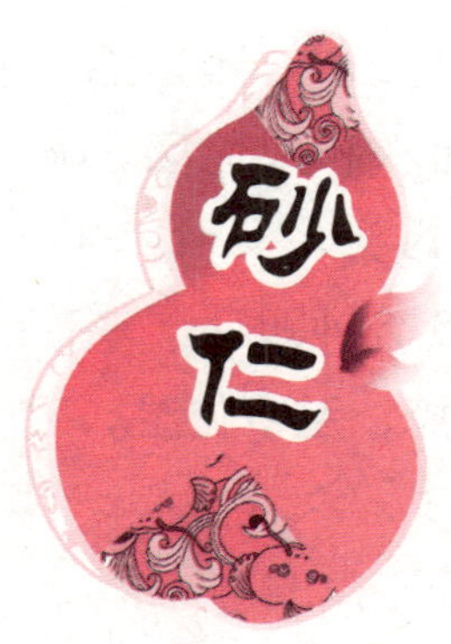

砂仁是热带和亚热带姜科植物阳春砂或缩砂的成熟果实，是中医常用的一味芳香性药材。主要含龙脑、樟脑等挥发油成分。中医学，砂仁主要作用于人体的胃、肾和脾，能够化湿行气、和胃醒脾、温中止呕。常与厚朴、枳实、陈皮等配合，能缓解胸脘胀满、腹胀食少等病症。

养生小档案

别名	小豆蔻、缩砂仁、缩砂蜜、缩砂蔤
性味归经	味辛，性温；归脾、胃、肾经
适用人群	阴虚血燥、火热内炽者慎服
主要营养成分	蛋白质、脂肪、硫胺素、钙、镁、烟酸

功效妙用

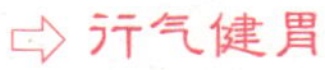

行气健胃

用于脾胃气滞引起的脘腹胀痛、不思饮食，多与陈皮、木香同用。

化湿止呕

用于脾胃湿滞引起的脘闷呕恶等不适。

安胎

用于妊娠呕吐、胎动不安，多与补气血药、补肾药同用。

养护脾胃的美味药膳

砂仁藕粉

材料：砂仁 5 克，三七粉 2 克，藕粉 30 克，白糖适量。

做法

将砂仁研为细末，与藕粉、三七粉一同拌匀，用开水冲调，食用时以白糖调味。

功效：健脾胃，助消化。对于胃胀痛、呕吐纳呆有一定的食疗功效。

油泼砂仁鲫鱼

材料： 鲫鱼1条，砂仁5克，姜丝、葱丝、盐、淀粉、料酒、香油、花生油各适量。

做法

1. 砂仁洗净，捣碎。
2. 鲫鱼去鳞及内脏，洗净，抹干，拌匀盐、淀粉、料酒，涂在鱼身上。
3. 将砂仁放入鱼腹及鱼身上，隔水蒸12分钟。
4. 锅烧热，下油1汤匙。爆香姜丝、葱丝，放在鱼上，淋入少许香油即可趁热进食。

功效： 健脾行气，除湿。对于脾胃气滞及消化不良引起的呕吐泄泻，胸腹胀痛有缓解作用。

砂仁馒头

材料： 小麦面粉500克，砂仁20克，白糖150克，熟猪油50克。

做法

1. 砂仁去壳洗净，烘干，研成细末。
2. 将白糖、砂仁末、熟猪油、面粉一起加水和成面团，做成小个儿的馒头。
3. 上笼蒸约10分钟即可。

功效： 开胃健脾，温中化湿。

中药选购小常识

选购砂仁时以个大、坚实、饱满、香气浓、搓之果皮不易脱落者为佳。个小、不饱满、发瘪、搓之果皮易脱落者不宜购买。

食用提示

- 砂仁＋白豆蔻＝化湿醒脾、和胃止呕
- 砂仁＋陈皮＝理气除湿、和胃调中
- 砂仁＋厚朴＝行气化湿、开胃
- 砂仁＋桑寄生＝安胎

脾胃健康一点通

温补要适当，小心胃火过旺

人们通常认为，冬季是进补的最佳时节，话虽不错但进补要适宜，不可过度为之。否则很容易造成胃火过剩，反伤身体。

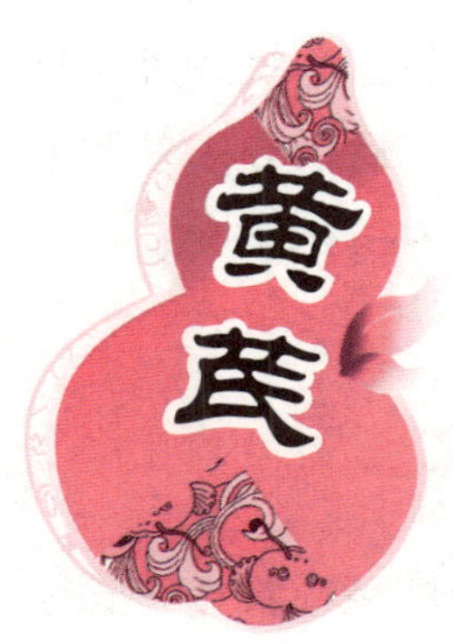

黄芪为豆科草本植物蒙古黄芪、膜荚黄芪的根，具有补气固表、利水退肿、托毒排脓、生肌等功效。黄芪作为一种中药已有2000多年的历史。中医认为其对体虚气弱有很好的调养作用。现代医学则证明，黄芪还具有增强机体免疫功能、保肝、利尿、抗衰老等作用。

养生小档案

别名	棉芪、黄耆、独椹、蜀脂、百本、百药棉
性味归经	性微温，味甘；归脾、肺经
适用人群	体质虚弱者
主要营养成分	黄芪多糖、铁、锰、锌和铷等

功效妙用

补气健脾

中医认为，黄芪尤善补脾气。适用于脾气虚证，症见虚弱倦怠，泄泻，中气下陷，脏器脱垂，食少纳呆等。

善治气虚

中医认为，黄芪补气作用尤佳，常用于治疗肺气虚证。常配伍紫菀、款冬等，有温肺定喘的作用。

养护脾胃的美味药膳

十全大补汤

材料：羊脊骨500克，生姜30克，党参、炙黄芪、炒白术、酒白芍、茯苓各10克，肉桂3克，当归、熟地各15克，川芎、炙甘草各6克，葱、黄酒、花椒、盐、各适量。

做法

1. 将10味药材放入纱布，聚拢纱布边缘用线绳系紧。过水冲洗待用。

2. 羊脊骨清洗干净。锅中倒入清水，水开后，将羊脊骨放入水中汆烫，捞出备用。
3. 砂锅中注入清水，大火烧开，依次放入羊脊骨、葱、姜、花椒和中药包，再倒入1汤匙黄酒和少许盐。盖上盖子小火煲2小时即可。
4. 服用时，可再加少许盐调味。

功效：气血双补。适用于气血亏虚，肝肾不足，面色萎黄，精神倦怠，肢软心悸，腰膝乏力等症。

四君子汤面

材料：面粉少许，鸟蛋1~2个，香菇片、适量萝卜片各适量，蛤蜊4个，虾仁6个，盐少许，香油1小匙，葱花5克，白术7克，茯苓、党参各10克。

做法

1. 将最后3味药材煮成生药汤汁备用。
2. 面粉中加入少许清水拌成小面疙瘩，待药汁煮沸后慢慢倒入锅中，随后下入香菇片、胡萝卜片、蛤蜊、虾仁，待汤熟后，打入鸡蛋液，稍煮片刻，撒上葱花、淋上香油，用盐调味即可。

功效：补脾益气、养血滋阴。主治脾胃气虚。该方为缓解脾胃气虚证的基础方，后世众多补脾益气方剂多从此方衍化而来。

中药选购小常识

黄芪为淡棕色或黄色，圆锥形，上短粗下渐细，长20~120厘米，表面有皱纹及横向皮孔，质坚韧。断面纤维状，显粉性，皮部黄色，木质部黄色有放射状纹理。味微甜，嚼有豆腥味。假的黄芪外形亦呈圆柱形，但个体均较小，5~50厘米长；色近似棕或深棕色；纵纹及皮孔多不全或缺少皮孔，有的根部有分叉；质或坚或韧或脆；断面多呈纤维状或刺状；味或淡而甜，有豆腥味，或微甜无豆腥味，或苦伴豆腥味很浓，或有刺激性。在购药时仔细观察药品的大小、外形、断面，尤其是味感，就能很容易地鉴别出真假黄芪来。

食用提示

- ✓ 黄芪 + 乌鸡 = 补脾益血
- ✓ 黄芪 + 茯苓 = 健脾祛湿
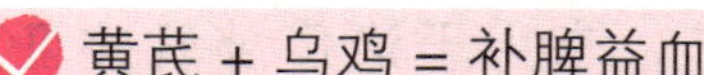
- ✗ 黄芪 + 五灵脂 = 影响药效

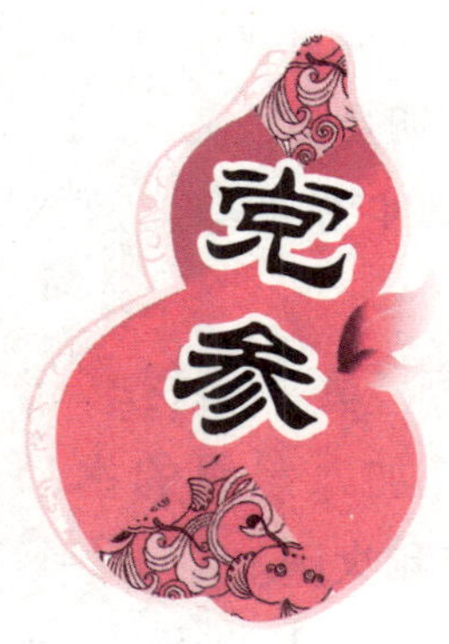

党参是一种常用的补益药材，古代以山西上党地区出产的党参为上品。中医认为，其具有补中益气，健脾益肺之功效。现代研究表明，党参还具有增强免疫力、扩张血管、降血压、改善微循环、增强造血功能等作用。此外，对化疗、放疗引起的白细胞下降有提升作用。

养生小档案

别名	上党人参、防风党参、黄参、防党参、上党参、狮头参
性味归经	性平，味甘、微酸；归脾、肺经
适用人群	一般人群适用，尤其适用于各种气虚不足者
主要营养成分	含多糖类、酚类、甾醇、挥发油、维生素 B_1、维生素 B_2，多种人体必需的氨基酸、皂苷及微量生物碱、微量元素等

功效妙用

补中益气

党参的主要功效是补中益气、补脾益肺。适用于各种气虚不足证，如倦怠乏力，食欲不振，大便稀溏等。

调整胃肠

党参可调整胃肠运动功能，具有抗溃疡，抑制胃酸分泌，降低胃蛋白酶活性等作用。

养血

党参补气，兼能养血，这是它的又一大特点。所以气血两虚者也宜服用党参。

养护脾胃的美味药膳

党参羊肉

材料：党参30克，羊肉250克。姜丝、盐、料酒、五香粉各适量。

做法

1. 羊肉切成薄片。
2. 锅内放油、生姜丝、盐及水，煮沸后加入党参，再煮10分钟。
3. 倒入羊肉薄片，加料酒、五香粉调味，稍煮即可。

功效： 健脾补虚。可用于缓解神经衰弱。

党参花椰菜胡萝卜汤

材料： 党参10克，花椰菜200克，胡萝卜1根，瘦肉300克，姜片、盐、鸡精各适量。

做法

1. 花椰菜洗净掰小朵；胡萝卜切块。
2. 瘦肉加姜片焯水，加党参、清水煮沸，转小火煲30分钟。
3. 加入胡萝卜片转大火煮沸，加花椰菜煲15分钟后，加盐、鸡精即可。

功效： 健脾胃，增强免疫力。

党参鸽子汤

材料： 鸽子1只，党参5克，当归2片，蜜枣1个，火腿3克，姜1克，葱3克，盐、鸡精各适量。

做法

1. 鸽子治净，切块，放入冷水锅中煮沸，捞去浮沫。
2. 葱打结，姜切片。
3. 党参、当归冲洗干净，放入茶包中。
4. 鸽子块、葱、姜、药材一起放入砂锅，加入足量的水，再加入蜜枣和火腿。
5. 大火煮开，转小火煲1小时左右，加盐和鸡精调味即可。

功效： 健脾益胃，补益气血，温肾壮阳。适用于气血不足，脾肾亏虚者。

中药选购小常识

党参以条大粗壮、横纹多、皮松肉紧、味清甜、嚼之无渣者为佳。

颜色较白的党参大部分是硫黄熏过的，颜色较黄的党参一般没有用硫黄熏过。

✓ 党参 + 白术 = 安胎

✗ 党参 + 藜芦 = 降低疗效

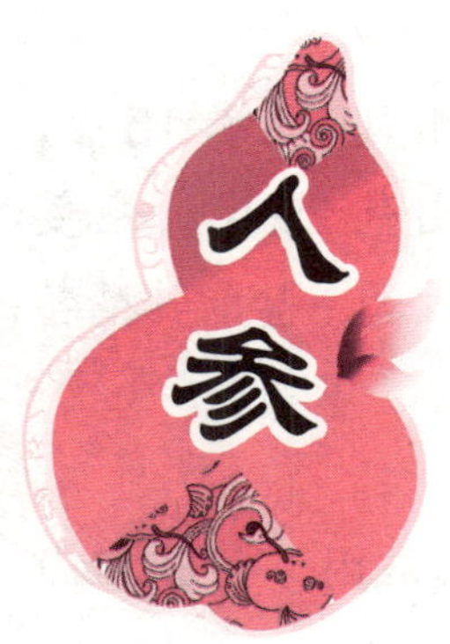

人参

人参是一种名贵的中药，具有大补元气、健脾胃、养血、安神等多种功效，被誉为“百草之王”。人参的神奇功效源自其所含的多种独特成分，已发现的人参成分主要有50多种人参皂苷，数十种单糖、低聚糖和多糖，90多种化合物的挥发油，20多种氨基酸和肽类物质，以及多种微量元素和其他成分。

养生小档案

别名	黄精、地精、神草
性味归经	性平，味甘、微苦、微温；归脾、肺、心经
适用人群	适合体质较弱者冬季进补；阴虚及热性体质者慎食
主要营养成分	皂苷、有机酸、淀粉、糖类、蛋白质、生物碱和挥发油

功效妙用

温中散寒，补益脾胃

人参大补元气而益脾胃后天，具有补气固脱、健脾益肺的功效；对于大病、久病、失血、脱液所致元气欲脱、神疲脉微及脾气不足之食少倦怠、呕吐泄泻等都有很好的疗效。

宁心益智，养血生津

人参具有宁心益智的作用，对心气虚衰导致的失眠多梦、惊悸健忘有较好的改善作用。人参的另一大功效是养血生津，对因津亏导致的口渴，血虚导致的面色萎黄、眩晕等也有缓解作用。

养护脾胃的美味药膳

参莲汤

材料：人参、莲子各10克，冰糖50克。

做法

1. 将人参、莲子（去心）放入

碗内，加清水适量浸软。

2. 放入冰糖，加盖。
3. 将碗放入锅内，隔水蒸炖1小时即可。

功效： 益气健脾，养心安神。

参枣粥

材料： 人参5克，枣（干）10克，糯米250克，红糖15克。

做法

1. 人参切片，大枣去核。
2. 人参、大枣与淘洗干净的糯米同煮成粥，粥熟时加入红糖搅匀。

功效： 本粥具有健脾温胃的作用，尤其适宜产后脾胃虚寒者食用。

参姜小米粥

材料： 小米100克，人参、生姜10克。

做法

1. 将人参、生姜洗净，研末。
2. 小米淘洗干净。
3. 将三者放入锅中，加适量清水煮成粥。

功效： 益气健脾。适用于脾虚气弱、全身乏力、呕吐不思饮食者食用。

人参冬菇炖鸡汤

材料： 白条鸡1只，人参15克，冬菇10个，山药20克，生姜4片，料酒2大匙，盐、味精各少许。

做法

1. 白条鸡过水备用，冬菇与山药泡水洗净。
2. 炖锅里加适量水，放入白条鸡、人参、冬菇、山药、姜片、料酒，隔水大火炖2小时后，加盐、味精调味即可。

功效： 益脾胃，助消化，补元气。

中药选购小常识

选购人参以支大、芦长、皮细、色嫩黄、纹细密、饱满、浆水足、无破伤者为好，以野山参最为名贵。

食用提示

✔ 人参＋白术、茯苓、甘草＝益气健脾

✘ 人参＋茶＝药效损失

✘ 人参＋葡萄＝药效损失

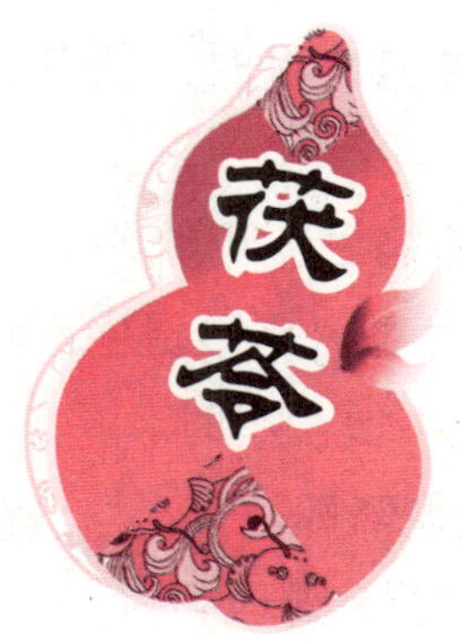

茯苓为多孔菌科真菌茯苓的菌核，古人称茯苓为“四时神药”，因为它的应用非常广泛，不分四季，将它与各种药物配伍，不论寒、温、风、湿诸疾，都能发挥其独特功效。茯苓是一种药食两用的食材，即可入药又能入食，如茯苓饼、茯苓粥，很有营养，口味平和。茯苓在市场上很多见，各大中药店中均有售。

养生小档案

别名	云苓、松苓、茯灵、茯菟、松腴，绛晨伏胎
性味归经	味甘、淡，性平；归心、肺、脾、肾经
适用人群	适宜于一般人群，尤其适用于水湿内困、水肿、大便稀者
主要营养成分	甲壳质、蛋白质、卵磷脂、葡萄糖等

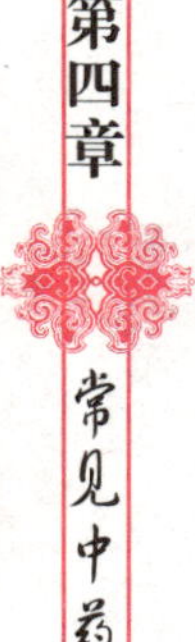

功效妙用

⇨ 健脾祛湿

茯苓性平，味甘、淡，有利水渗湿、健脾调中之功用。《本草纲目》说茯苓“健脾胃，强筋骨，祛风湿，利关节，止泄泻”。但是，肝肾阴虚者慎服，制作的时候忌用铁器，服时忌茶。

⇨ 增强免疫力，保护肝脏

现代医学研究表明，茯苓能增强机体免疫功能，其中所含的茯苓多糖有明显的抗肿瘤及保肝作用。

⇨ 美白祛斑

茯苓通过健脾利湿的作用，能使皮肤的黑色素得到淡化和缓解，达到祛斑美白的作用。

养护脾胃的美味药膳

茯苓赤小豆薏苡仁粥

材料： 白茯苓粉20克，赤小豆50克，薏苡仁100克，白糖适量。

做法

1. 将赤小豆、薏苡仁浸泡半日。
2. 将二者共煮粥，赤小豆煮烂后，加茯苓粉再煮一会儿，最后加白糖少许。

功效： 健脾祛湿，清热解毒。

绿豆茯苓膏

材料： 绿豆75克，茯苓50克，冰糖30克。

做法

1. 绿豆洗净浸泡，茯苓洗净。
2. 将绿豆与茯苓同入锅，加水煮至沸腾，小火煮约1小时，加冰糖再煮片刻即成。

功效： 健脾开胃，尤其适用于小儿营养不良。

茯苓三豆祛湿汤

材料： 茯苓25克，白扁豆、赤小豆各25克，白豆蔻10克，姜1片，盐适量。

做法

1. 白扁豆、赤小豆、白豆蔻洗净用清水浸泡2小时；茯苓洗净。
2. 将茯苓、白扁豆、赤小豆、白豆蔻、姜片放入电砂煲中，加入1升清水煲1小时。
3. 加入适量盐调味即可。

功效： 健脾祛湿，调理肠胃。

中药选购小常识

茯苓以外表棕褐色，内部白色，质坚实，断面筋少粉足者为佳。若是茯苓片，以切面白色、淡棕或淡黄，质地致密，略显粉性，气微，味淡为佳。

食用提示

- 茯苓＋山药＝补脾、利湿
- 茯苓＋川芎＝除湿醒脾
- 茯苓＋白术＝健脾除湿
- 茯苓＋党参＝健脾益气
- 茯苓＋黄芪＝健脾益气
- 茯苓＋益母草＝利尿消肿

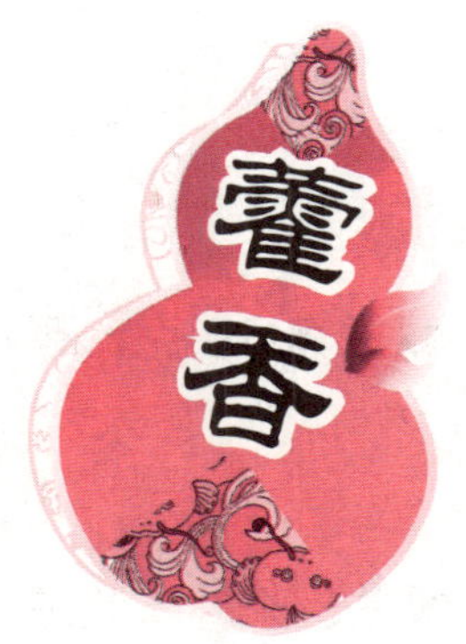

藿香为唇形科植物广藿香或藿香的全草，有香气。一般认为产于广东的品质较优。藿香含挥发油，可用作强刺激药与芳香料，是香水常用的原料。中医认为，藿香气芳香，善行胃气，能和合五脏，但不宜多服。

养生小档案

别名	土藿香、青茎薄荷、排香草、川藿香、苏藿香、野藿香
性味归经	味辛，性微温；入肺、脾、胃经
适用人群	一般人群适用；阴虚体质者不宜
主要营养成分	铁、钙、维生素 A、挥发油、生物碱

功效妙用

➪ 解暑、化湿、和中止呕

藿香性温，能解在表之暑湿，化体内之湿浊，适用于暑湿证、湿温证初起。还可理气、和中、止呕，最适合用于湿阻中焦、胃失和降之呕吐。《本草正义》言其“芳香而不嫌其猛烈，湿煦而不偏于燥烈，能祛除阴霾湿邪，而助脾胃正气，为湿困脾阳、倦怠无力、饮食不甘、舌苔浊垢者最捷之药”。

用于湿阻脾胃、脘腹胀满、湿温初起，若湿阻中焦、脘闷纳呆者，与佩兰等同用；若湿温初起，可配薄荷、茵陈、黄芩等，用于呕吐、泄泻等。若感受秽浊、呕吐泄泻之症，可配苏叶、陈皮等同用；若胃寒呕吐者，可配半夏同用；如湿热者，可配黄连、竹茹；脾胃虚弱者，可配党参、甘草；妊娠呕吐，可配砂仁同用。

⇨ 促进消化

现代研究表明，藿香含挥发油、生物碱，有抑菌、抗菌作用，对胃肠神经有抑制作用，能促进胃液分泌，增强消化功能。

养护脾胃的美味药膳

藿香饮

材料： 藿香25克，白糖5克。

做法

1. 先将藿香去杂质，用清水洗净。
2. 把藿香放入锅内，加入适量的清水，煮沸，加入白糖，每天服3~4次，以此代茶饮之。

功效： 祛暑湿，利肠胃。

藿香粥

材料： 粳米100克，藿香25克，白糖10克。

做法

1. 先将鲜藿香拾去黄、老叶片，清水洗净，煎汁去渣，待用。
2. 铝锅加入适量的清水，放入已洗净的粳米煮成粥，加入藿香汁，再煮沸，放入白糖搅匀即成。

功效： 促进胃液分泌，增强消化能力。

藿香佩兰茶

材料： 藿香、佩兰各10克，茶叶适量。

做法

将藿香、佩兰、茶叶一起放入茶壶中，倒入适量沸水，加盖闷泡10分钟左右即可。代茶频饮，每日1剂。

功效： 本品具有解暑湿、醒脾胃、止呕泻之功，善治中暑所致的头晕头痛、烦闷口渴、全身乏力等不适，也是夏日旅行中肠胃功能失调的预防饮品。

中药选购小常识

广藿香以茎粗、结实、断面发绿、叶厚柔软、香气浓厚者为佳；藿香以茎枝青绿、叶多、香浓者为佳。

食用提示

- 藿香＋白术＝健脾益气，和胃化湿
- 藿香＋砂仁＝温中理气、止呕安胎

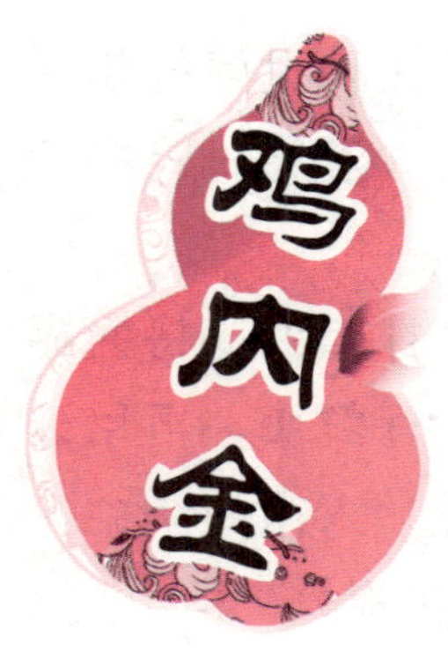

鸡内金

鸡内金是用家鸡的砂囊内壁制作而成的。砂囊系鸡的消化器官，用于研磨食物。鸡内金为传统中药之一，用于消化不良、遗精盗汗、小儿疳积等症，效果极佳，故而以“金”命名。鸡内金价格不高，购买容易，一般各大中药店均有售。

养生小档案

别名	鸡肫皮、鸡黄皮 、鸡肫、鸡胗
性味归经	甘，寒；归脾、胃、小肠、膀胱经
适用人群	消化不良者
主要营养成分	胃激素、角蛋白等

功效妙用

⇨ 消食健胃、助消化

本品消食力强，且能健运脾胃，可治一切饮食积滞，为健胃消食之良药。《本草纲目》言其“治小儿食疳，疗大人淋沥，反胃，消酒积……。”

民间有验方：鸡内金 200 克，焙干研为细末，每天 3 次，每次 10 克，于饭前 1 小时用温开水送服。治疗因食用柿子、黑枣所致的积滞。

⇨ 止泻、涩精止遗

《名医别录》说鸡内金“止泄精并尿血,崩中带下,肠风泻痢。”

养护脾胃的美味药膳

小米莲药粥

材料： 小米 50 克，山药 12 克，莲子、鸡内金各 6 克，白糖适量。

做法

1. 山药、莲子、鸡内金共研细末。

2. 小米洗净。
3. 上述材料一同熬煮成粥，加糖调味即可。

功效： 有健脾消食的功效，尤其适用于小儿脾虚食积。

鸡内金炖蛋

材料： 鸡蛋 1 个，鸡内金 5 克，清水 100 毫升，盐、料酒各适量。

做法

1. 鸡蛋打散。
2. 同清水、盐、料酒、鸡内金混合。
3. 锅里烧开水后入蒸锅蒸 10 分钟左右至熟。

功效： 消食导滞。

鸡内金米糕

材料： 茯苓 10 克，山楂 1 小把，陈皮 1 小把，鸡内金粉 3 克，糯米粉 15 克，黏米粉 45 克，澄粉 30 克，糖 40 克，椰丝适量。

做法

1. 茯苓、山楂、陈皮一起放在锅里，加清水，煮沸以后转小火煮 30 分钟，留 200 毫升药汁备用。（多余的药汁可以直接喝，茯苓等材料也可以放在杯里继续用开水冲泡）
2. 药汁放凉后，和过筛的糯米粉、黏米粉、澄粉、鸡内金粉和糖混合。
3. 取一容器，抹点油，将面糊倒入，蒙上保鲜膜，再用牙签扎些小孔，入微波炉中火 2 分钟，取出搅拌，再中火 1 分钟，搅拌，最后再中火 1 分钟即可。
4. 盘子里倒些椰丝，手上抹油，将面团在椰丝里滚一圈，如果有模具更好，没有就随意做出各种形状。

功效： 消食健脾，适用于胃脘部胀满疼痛。

中药选购小常识

真品鸡内金有光泽，对光照射透明，有不规则的折痕，有弹性。假的鸡内金多用豆制品制作，圆形规则，不透明，比真品厚一些，通常没有弹性。

食用提示

鸡内金 + 炒粳米 = 消食导滞

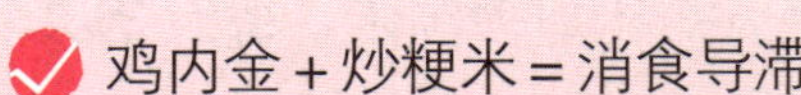

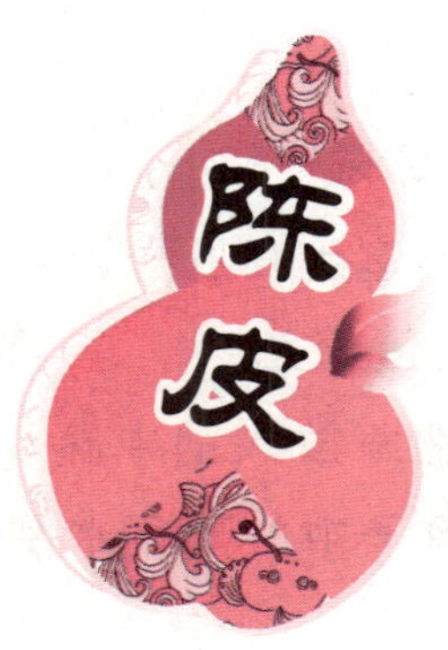

陈皮味苦性温，有橘子的清香，是水果柑橘的果皮经干燥处理后而制成的干性果皮，这种果皮如在保持干燥的条件下，可长久放置储藏，故称陈皮。陈皮中所含的挥发油对胃肠道有温和刺激作用，可促进消化液的分泌，排出肠管内积气，增加食欲。

养生小档案

别名	橘皮、贵老、红皮、黄橘皮、新会皮、柑皮、广陈皮
性味归经	性温，味辛、苦；入脾、胃、肺经
适用人群	适宜于一般人群
主要营养成分	陈皮含有类柠檬苦素及挥发油、橙皮苷、B 族维生素、维生素 C 等成分

功效妙用

温中健胃、祛痰

中医认为陈皮能健脾行气，又善于燥湿化痰。现代研究也证明，陈皮所含挥发油具有芳香健胃和驱风下气的作用；可促使痰液咳出。由于陈皮有一定的燥湿作用，因此气虚、燥咳、有胃火的人不宜多食用，一般人每周吃 1 次即可，不宜久服。

和胃理气

由于陈皮成分的多样性，对胃肠的作用也具有多样性，既能芳香健胃，又能舒解脾胃气滞。

养护脾胃的美味药膳

陈皮粥

材料：陈皮 10 克（鲜者加倍），大米 100 克。

做法

将陈皮择洗干净，切丝，

水煎取汁，加大米煮为稀粥服食。或将陈皮研末，每次取3~5克，调入已煮沸的稀粥中，同煮为粥服食。

功效： 和胃理气，化痰止咳。适用于脾胃亏虚、脘腹胀满、嗳气频作、食欲不振、食少等症。

陈皮饮

材料： 陈皮10克，山楂3克，生麦芽15克，荷叶30克，白糖10克。

做法

1. 将陈皮、山楂、荷叶、生麦芽一同放入锅中。
2. 加入1000毫升清水用大火煮开后改小火熬30分钟。
3. 滤去渣，把汤汁倒出。加入白糖搅匀，装入瓶中存储，喝时需加热。

功效： 健脾开胃，助消化。适用于脾胃虚弱的人饮用。

陈皮蒸白鲫

材料： 白鲫鱼1条，陈皮适量，美极鲜酱油、食用油各适量。

做法

1. 白鲫鱼洗净，陈皮切条。
2. 陈皮一部分塞到鱼肚里，另一部分放在鱼身上。
3. 烧开水，把鱼放入锅中蒸5分钟，把盘子中的蒸鱼水倒掉。
4. 放美极鲜酱油和食用油，再用大火蒸约5分钟即可。

功效： 温中益脾，生津开胃。

中药选购小常识

冬柑的皮晒制而成的陈皮质量较好，其外表呈现深褐色，且皮瓤薄，放在手上觉得很轻而容易折断，同时还伴有清香味。

食用提示

- 陈皮＋白术、茯苓＝益脾补气
- 陈皮＋苍术＝缓解脾胃气滞
- 陈皮＋红豆＝健脾祛湿

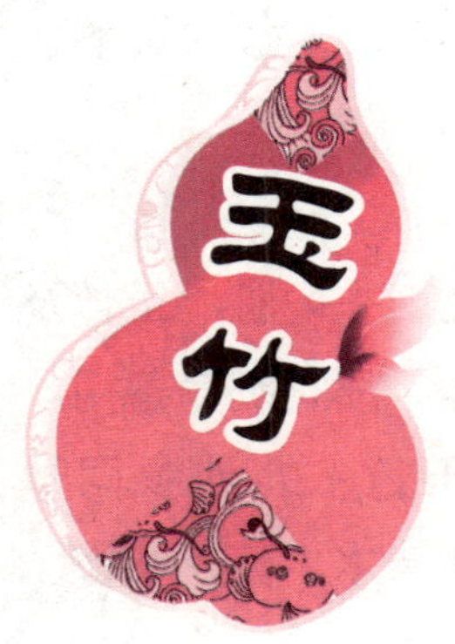

玉竹为百合科黄精属植物玉竹的根茎。主产于我国河北、江苏等地。春秋两季采挖，晾干后备用。玉竹属于补阴药的一种，主要有滋阴生津、润肺养胃的功用。用于肺胃阴伤、燥热咳嗽、咽干口渴、内热消渴。

养生小档案

别名	地节、玉竹参、甜草根、靠山竹
性味归经	甘，微寒；归肺、胃经
适用人群	适宜于一般人群
主要营养成分	铃兰苦苷、铃兰苷、山茶酚苷、槲皮醇苷、维生素 A、淀粉、黏液质等成分

功效妙用

养胃

玉竹能养胃阴、清胃热，对燥伤胃阴、胃热津伤之消渴等有效。《滇南本草》："补气血，补中健脾。"

润肺养阴

玉竹药性甘润，能养肺阴，微寒之品，并略能清肺热。适用于阴虚肺燥有热的干咳少痰、咳血、声音嘶哑等症。

此外，该品还能养心阴，亦略能清心热，可用于热伤心阴之烦热多汗、惊悸等症，宜与麦冬、酸枣仁等清热养阴安神之品配伍。

养护脾胃的美味药膳

玉竹人参鸡

材料：鸡腿 1 个，玉竹 8 克，人参片 4 克，盐 1 小匙，料酒 1 大匙。

做法

1. 鸡腿剁大块，洗净。
2. 玉竹以清水快速冲净，和鸡块、人参片一同放进炖锅内，加盐、料酒和4碗水。
3. 隔水蒸（或以电锅蒸）约30分钟，待鸡肉熟透即可。

功效： 滋阴，养肾，补气血，益脾胃。

玉竹鸡肉粥

材料： 玉竹15克，鸡肉300克，大米1杯，淀粉、盐、鸡精各适量。

做法

1. 玉竹先以冷水浸泡后沥干水分，切小段备用。
2. 鸡肉洗净，切薄片，再与淀粉拌匀，以沸水稍烫一下就捞起，备用。
3. 取一深锅，加入适量水，以大火煮开后转小火，加入洗净的米及作法1的玉竹续煮50分钟，再放作法2的鸡肉片煮10分钟后加盐、鸡精调味即可。

功效： 滋阴养胃。

沙参玉竹蒸鸭

材料： 老鸭1只，玉竹、北沙参各50克，姜、花椒、黄酒、盐各适量。

做法

1. 鸭宰杀去毛，去内脏；玉竹及北沙参拣净杂质，洗净备用。
2. 将老鸭、玉竹、北沙参同放入煲内，加清水、姜、花椒、黄酒、盐适量。
3. 小火炖2小时即可。

功效： 滋阴润肺，养胃生津。

中药选购小常识

选购玉竹以条粗长、淡黄色，半透明状，体重，糖分足者为佳。若条细瘪瘦、色深体松或发硬，糖分不足者为次。以栽培品之湘玉竹及海门玉竹为佳，其他地区栽培品亦优，野生品则较次。

食用提示

- 玉竹 + 豆腐 = 滋阴效果加倍
- 玉竹 + 猪瘦肉 = 养胃阴，增力气

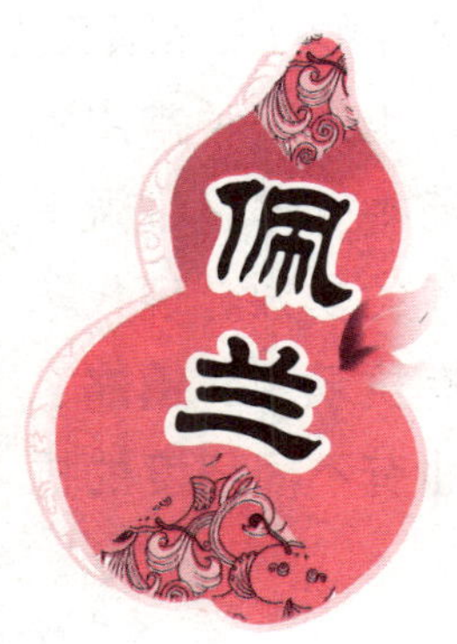

佩兰是菊科草本植物佩兰的地上部分。佩兰气味芳香，善于化湿醒脾，功效和藿香类似，都是祛湿醒脾的良药，而且两药往往配合为用。用于湿阻脾胃、脘腹胀满、湿温初起以及口中甜腻等症。

养生小档案

别名	鸡骨香、水香、兰草
性味归经	性平，味辛；归脾、胃经
适用人群	一般人群适用；阴虚血燥、气虚腹胀者慎服

功效妙用

化湿健胃

佩兰味芳香，有化湿解暑的功效。可用于湿阻脾胃证。

养护脾胃的美味药膳

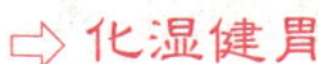

藿香佩兰粥

材料： 佩兰 10 克，鲜藿香 15 克，大米 100 克，白糖少许。

做法

1. 将藿香、佩兰洗净。
2. 将藿香、佩兰放入锅中，加适量水，煎取汁备用。
3. 大米煮为稀粥，待熟时调入药汁、白糖，稍煮即可。

功效： 降暑，祛湿。适用于暑湿内蕴引起的食欲不振等。

中药选购小常识

选购鲜品时以厚嫩、叶多、色绿、香气浓郁者为佳。

食用提示

✔ 佩兰 + 藿香 = 功效增倍

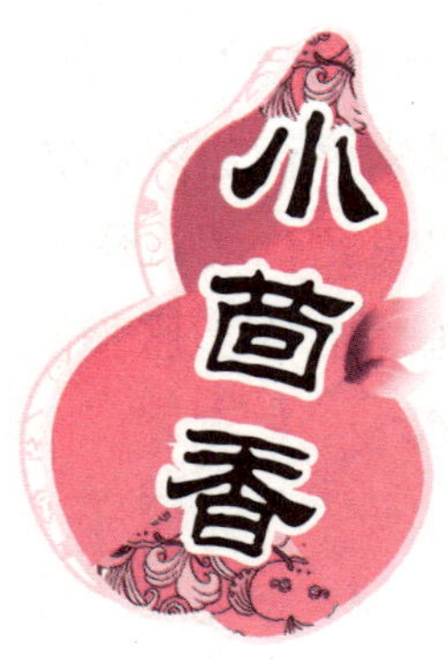

小茴香是伞形科植物茴香的成熟果实。它既是一种常见的调料，也是一种常用的中药。中医学认为，小茴香味辛、性温，具有散寒止痛、和胃理气的功效。现代药理研究表明，小茴香还有抗溃疡、镇痛、性激素样作用等，茴香油有不同程度的抗菌作用。

养生小档案

别名	茴香子、小茴、茴香、怀香
性味归经	味辛，温性。入肝、肾、脾、胃经
适用人群	一般人群均适用；阴虚体质者慎食

功效妙用

⇨ 调中醒脾、和胃

能开胃进食，用于胃寒呕吐、食少之症。

养护脾胃的美味药膳

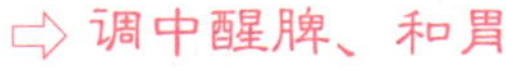

小茴香炖猪肚

材料： 小茴香 6 克，猪肚 1 只，姜 10 克，葱、盐、料酒各适量。

做法

1. 猪肚洗净；姜切片，葱切段。
2. 小茴香用纱布袋装，放入猪肚。
3. 猪肚放入炖锅，加水，放入姜、葱。锅置火上烧沸，再用小火炖煮 1 小时，加盐调味即成。

功效： 理气和胃，散寒止痛。

中药选购小常识

小茴香以颗粒均匀、质地饱满、色泽黄绿、芳香浓郁、无柄梗者为佳品。

食用提示

✔ 小茴香 + 玫瑰花 = 理气健脾

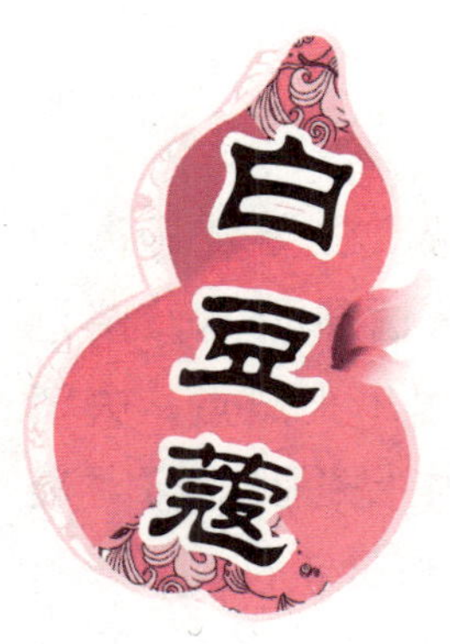

白豆蔻是姜科草本植物白豆或爪哇白豆蔻的成熟果实。主产于越南、泰国、老挝等地，我国产于云南、广东、广西等地。中医学认为白豆蔻性味辛温，有与砂仁相似的化湿行气、温中止呕功用。因此，常常将白豆蔻与砂仁、陈皮、厚朴、丁香等同用。

养生小档案

别名	多骨、壳蔻、白蔻、百叩、叩仁
性味归经	性温、味辛；归肺、脾、胃经
适用人群	一般人群适用

功效妙用

化湿行气

白豆蔻气味芳香，辛温通散，功能化湿醒脾，兼能行气。

温中止呕

中医认为，白豆蔻能温中散寒，有止呕作用，用治胃寒呕恶，常与藿香、生姜等同用。

增加食欲

白豆蔻的独特香味能祛除鱼、肉等的腥膻异味，令人开胃口、增食欲并促进消化。

养护脾胃的美味药膳

豆蔻薏仁鸡

材料： 白豆蔻、薏苡仁各6克，乌鸡1只，调味料适量。

做法

1. 薏苡仁炒熟。
2. 乌鸡洗净，去肚杂。将白豆蔻、薏苡仁置入鸡腹内，封口。
3. 将乌鸡放入锅内，加水适量，煮熟即成。食用时可适当加调味料。

功效： 健脾胃，祛湿，补肾气。

豆蔻抄手

材料： 小麦富强粉500克，白豆蔻10克，肥、瘦猪肉300克，鸡蛋2个，大葱、姜汁、香油、胡椒粉、盐、味精各适量。

做法

1. 白豆蔻去灰渣和壳，洗净，烘干，研细粉。
2. 肥、瘦猪肉用刀背捶蓉，切细，入盆加盐10克，加鸡蛋液、白豆蔻粉末、味精、胡椒粉、姜汁搅匀。
3. 富强粉和面，做成抄手的皮儿，加馅包成“菱角形”。
4. 旺火煮开水，下抄手，煮至皮起皱纹、发亮，捞入碗内。

功效： 健脾祛湿，开胃增食。

健脾止痛饮

材料： 白豆蔻2个，丁香2粒，牛奶200毫升，红茶1匙，桂皮1/2根，姜1片。

做法

1. 所有材料（除牛奶）放进锅里，加水煮。
2. 开锅后加入牛奶。在煮沸前熄火，用滤茶器过滤，饮汁。

功效： 缓解寒凉引起的腹痛、腹泻。

白豆蔻生姜粥

材料： 白豆蔻3克，生姜3片，大米60克。

做法

将白豆蔻、生姜洗净，放入锅中，加入适量清水，浸泡约10分钟，以小火煎煮，去渣取汁，下入大米煮粥即可。晨起空腹温服，每日1剂。

功效： 本品具有温中散寒、暖胃健脾、止泻止呕之功。脾胃积热所致的腹痛、呕吐者不宜食用。

中药选购小常识

白豆蔻外形呈圆球形，具有不显著的钝三棱，表面乳白色或淡黄色，果皮为木质且脆，易纵向裂开，内壁色淡而微有光泽。气味苦香、味辛凉微苦。

选购时应以颗粒饱满，干燥，表皮有花纹，色呈灰白，气味芳香，无霉烂，无虫蛀，无杂质者为佳。

食用提示

- 白豆蔻＋陈皮＝理气和胃
- 白豆蔻＋薏苡仁＝健脾利湿
- 白豆蔻＋厚朴＝理气化湿
- 白豆蔻＋藿香＝温中止呕

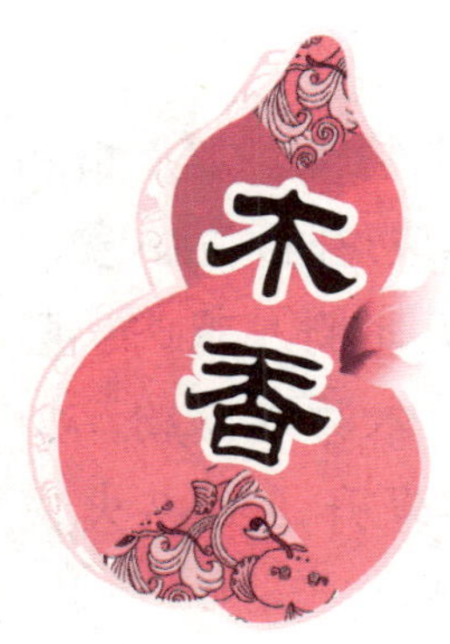

木香为菊科植物木香除去外皮的干燥根。木香味辛而苦，性温。功能温中理气止痛、健脾消食止泻。主治胸脘痞闷、脘腹冷痛、泄痢后重、食积不消、不思饮食等病症。又能入大肠经，治疗气滞大肠、泻痢腹痛、里急后重的症状。此外，木香常用于补益剂中，以舒畅气机，使补益药补而不滞。

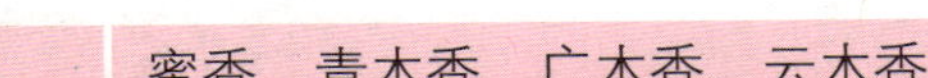

养生小档案

别名	蜜香、青木香、广木香、云木香
性味归经	性辛、温，味苦；归脾、胃、大肠、胆经
适用人群	一般人群适用；脏腑燥热，气虚，阴虚者禁服

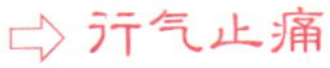

功效妙用

行气止痛

中医认为，木香可用于胸腹胀痛、胁肋疼痛及泻痢腹痛等症。现代医学也证明木香煎液能通过对迷走神经的作用，使大肠兴奋，收缩力加强，蠕动加快，因而能缓解胃肠气胀（鼓肠）所致的腹痛。

健脾消食

中医认为木香具有健脾消食的功效，将生木香用麸皮拌炒至黄褐色，筛去麸皮而成。长于健脾消食止泻，更适用于泻痢后重、食积不消、不思饮食等病症的治疗。

抗菌

木香对多种病菌有较强的抑制作用。

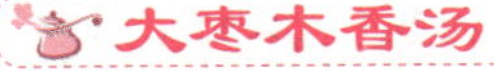

养护脾胃的美味药膳

大枣木香汤

材料：大枣20个，木香6克。

做法

1. 大枣洗净，去核，用小火煮烂。
2. 加入木香，再煮片刻。

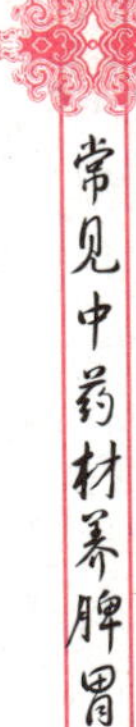

3. 去渣后，温服。

功效：健脾和胃，燥湿止泻。

木香陈皮肉片汤

材料：猪瘦肉 200 克，木香、陈皮各6克，当归 10克，姜 5克，盐、水淀粉各适量。

做法

1. 瘦猪肉切成片，以盐和水淀粉调匀码味。
2. 姜切片。
3. 锅内放油烧热，先放姜片和肉片，再加清水烧开后，放入陈皮、木香，以盐调味，稍煮即可。

功效：行气，健脾，止痛。适用于气郁腹痛、痛连两肋或情绪不安的人食用。

木香陈皮鸡

材料：鸡肉 250 克，木香、陈皮各6克，蘑菇30克，葱、姜、盐各适量。

做法

1. 先将木香、陈皮烘干，打成细粉待用。
2. 鸡肉洗净，切成 3 厘米见方的块。
3. 蘑菇发好，切丝；葱切段；姜切片。
4. 锅置大火上烧热，加入植物油，烧至六成热时，放入姜、葱爆香，随即倒入鸡肉、蘑菇丝、盐、木香陈皮粉，加入清水 50 毫升，用小火煲 15 分钟即成。

功效：行脾胃之气，养脾益肾。

中药选购小常识

木香按照产地不同，品种也各不相同，选购时也会有所差别。为了便于大家选购到优质的木香，特介绍三种木香的选购标准。

云木香：色黄白、质地坚实、气味香浓者为佳。

越西木香：根条要大小均匀，颜色呈黄褐，质地坚实，看起来鲜嫩，香味浓厚者为佳。

川木香：条枝粗大，质地坚实，香味浓郁者为佳。

食用提示

✔ 木香 + 白豆蔻 = 和脾胃

【第五章】

食疗调养常见病

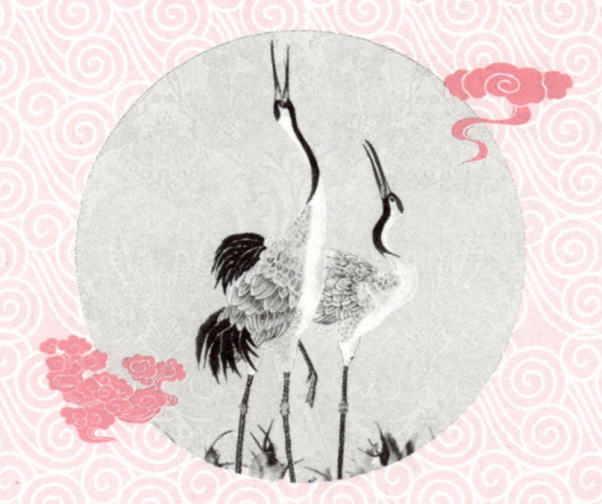

金元名医李东垣在《脾胃论》中早有记述“内伤脾胃，百病由生”，脾胃功能不好，必然会累及其他脏腑组织。所以无论身体有什么不适，首先要把脾胃养好，养好了脾胃，身体的气血旺盛，自然就能抵御病邪的侵袭。从这个角度说，脾胃的食养食疗对于防病治病有着非常重要的意义。在这一章就将介绍一些与脾胃相关的常见病症的有效食疗原则和方法。

“口气”不好

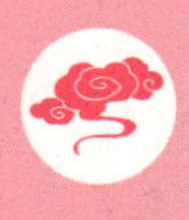

脾胃的健康与否会间接地反应到口腔，口臭就是表现之一。另外，还有其他令人不舒服的口腔异味、异感。由于脾胃不和引起的口腔异味、异感，需要调理脾胃功能才能从根本上解决。

症状

自测口气的方法：将左右两手掌合拢并收成封闭的碗状，包住嘴部及鼻头处，然后向聚拢的双掌中呼一口气，紧接着用鼻吸气，就可闻到一股难闻的气味。严重者自己说话时也能有所察觉。

病因

中医认为，引起口臭的病因中最常见的是胃热。另外，急慢性胃炎、十二指肠溃疡亦会产生强烈口臭。肠胃食积也会导致口臭，表现为口中酸臭，伴脘腹胀满，嗳气吞酸等。

饮食调理原则

1. 进餐不宜过饱，尤其是晚餐。
2. 少饮酒，过量饮酒易生胃火。
3. 睡前不吃零食。
4. 饭后漱口，睡前刷牙。
5. 防治便秘，保持大便通畅。

食疗方

薏苡仁山药粥

材料： 薏苡仁、山药、大米。

做法

将以上原料适量煮粥。

功效： 补脾健胃，清利湿热。

丁香粥

材料： 丁香 5 克，生姜 3 片，粳米 100 克，红糖适量。

做法

1. 将丁香洗净，用清水煎成汁液，去渣取汁备用；粳米淘洗干净，备用。
2. 将粳米放入药汁中煮粥，待粥八成熟时，放入姜片，煮至粥熟，放入红糖调味即可食用。

功效： 此方温中降逆，促进消化，缓解胀气，可改善口臭症状。

口腔溃疡

口腔溃疡是一种反复发作的口腔黏膜溃疡性损害，面积可从米粒至黄豆大小、圆形或卵圆形，溃疡面为凹，周围充血，可因刺激性食物引发疼痛，一般一至两个星期可以自愈。口腔溃疡诱因可能是局部创伤、精神紧张、食物、药物、激素水平改变及维生素或微量元素缺乏。中医常用饮食调理的手段来治疗口腔溃疡。

● 症状

初起时为很细的小斑点，伴有灼热不适感，然后逐渐扩大为直径2~3毫米或更大的浅溃疡。溃疡微微有些凹陷，表面有一层淡黄色的假膜覆盖，溃疡周围的黏膜由于充血而呈红晕状，灼痛明显。当接触有刺激的食物时疼痛更加剧烈。可影响说话、睡眠，且不易愈合，常伴口臭、便秘等症状。

复发性口腔溃疡的发作有自限性和周期性，一般的复发性口腔溃疡如果不经特殊治疗7~10天可逐渐愈合，间歇期长短不等，几天到数月，此起彼伏，反复发作。

● 病因

现代医学认为口腔溃疡可能与内分泌障碍、胃肠功能紊乱、肠道寄生虫、病毒感染、变态反应、局部刺激等因素有关。中医认为，口腔溃疡的发病与全身的健康状况都有关系。对于肝肾阴虚、脾胃虚弱，同时伴有心肝火旺的“本虚标实”患者来说，在清心火的同时，既要滋肝肾之阴，又要补脾胃。

● 饮食调理原则

⇨ 三餐规律

一日三餐要有规律，不要因为口腔不适而不吃饭，以保障各种营养素的正常摄入。

⇨ 饮食清淡

食物要清淡，少吃辛辣上火的食物，以减少对口腔溃疡处的刺激，防止火气过旺。吃冬瓜、豆腐、莴笋、苦瓜之类性寒味苦的菜，能够促进口腔溃疡更快愈合。

⇨ 多吃水果

增加水果和蔬菜的摄入量，以便补充多种维生素和矿物质。

● 食疗方

莲子甘草茶

材料：莲子 15 克，甘草 2 克，绿茶叶 5 克。

做法

将上 3 味一并放入茶杯内，冲入开水浸泡。代茶频饮。

功效：清心泻热。适用于心火亢盛型口腔溃疡。

竹叶通草绿豆粥

材料：淡竹叶 10 克，通草 5 克，甘草 1.5 克，绿豆 30 克，粳米 150 克。

做法

1. 将淡竹叶、通草、甘草剁碎，装入纱布袋。
2. 与绿豆、粳米一起加水放置 30 分钟，以小火煮制成粥。早晚分食。

功效：此粥具有清热泻火，解毒敛疮的作用。

乌梅生地绿豆糕

材料：乌梅 50 克，生地 30 克，绿豆 500 克，豆沙 250 克。

做法

1. 将乌梅用沸水浸泡 3 分钟左右，取出切成小丁或片。
2. 生地切细，与乌梅拌匀。
3. 绿豆用沸水烫后，去皮。放在钵内，加清水上蒸笼蒸 1~2 小时，待酥透后取出，除去水分，在筛上擦成绿豆沙。
4. 将特制的木框放在案板上，衬以白纸一张，先放一半绿豆沙，铺均匀，撒上乌梅、生地，中间铺一层豆沙，再将其余的绿豆沙铺上，揿结实，最后把白糖撒在表面。把糕切成小方块。

功效：滋阴清热，解毒敛疮。

生地青梅饮

材料：生地 15 克，石斛 10 克，甘草 2 克，青梅 30 克。

做法

将生地、石斛、甘草、青梅加水适量，同煮 20 分钟，去渣取汁。每日 1 剂，分 2~3 次饮服，可连用数日。

功效：养阴清热，降火敛疮。

肥胖（脾虚型）

肥胖已经成为困扰现代人的重要问题，身体“发福”者越来越多，更有一些小孩从小就成了小胖墩。可是你知道吗？很多肥胖其实是由于脾虚造成的，即由于脾胃失调、脾虚湿盛而导致身体无法把代谢产物及时排出体外，久而久之形成了肥胖。

● 症状

脾虚型肥胖的人往往表现为：食量大，有的甚至怎么吃都不饱，或者吃完后不久又会感到饥饿，肌肉松弛，易疲劳，眼睛水肿，等等。

● 病因

⇨ 脾阳虚导致脾胃失调

肥胖多表现为以阳虚为主，阳虚不一定会导致肥胖，但肥胖者绝大部分都是阳虚。阳虚会导致一个重要的问题——脾胃失调、身体和脏腑机能减弱和衰退。正常情况下食物入胃经过初步消化，然后精微营养部分经脾运化，上输给肺。肺朝百脉，通过血液将精微润养五脏六腑。如果脾出现了问题，就会脾失健运，营养物质全部堆积在身体内，形成肥胖。

⇨ 不健康的生活方式导致脾胃虚弱

很多人饮食不节，例如由于应酬，过食一些肥甘厚味的食物；有些人贪凉，过食一些生冷食物。这些都容易导致脾胃虚弱。

● 饮食调理原则

脾虚是导致肥胖的主要原因，脾虚者大多消化功能不佳，营养代谢缓慢，使大量营养滞留于体内引发肥胖。解决这个问题要从健脾益气入手。

⇨ 3 种食物健脾胃

莲藕

莲藕脆嫩多汁，易消化，且营养丰富，可补益气血、增强人体免疫力，特别适合脾胃虚弱的人食用。日常可煲莲藕绿豆汤、海带排骨莲藕汤等，也可以做凉拌莲藕。

白萝卜

春季肝火旺盛时，适当食用萝卜，可缓解消化不良、感冒、扁桃体炎、脾胃燥热等不适。如煲一锅骨头炖萝卜汤，既美味又健康。

山药

山药可补脾养胃、补肺益肾、固肠止泻。日常可将其和红枣、小米等煮粥服用。

⇨ 配合全面管理

当然，脾虚不是导致肥胖的唯一原因，营养过剩、缺乏运动等因素都是导致肥胖的原因。所以，要想从根本上解决肥胖，就要全面地管理自己的体重。一般做到以下几点，你就可以远离肥胖了。

1. 少食多餐，合理分配三餐进餐量，早餐一定要吃，午餐要吃好，晚餐要适量少吃。
2. 均衡营养，保证每日摄取20~30种不同的健康食材，满足人体对七大营养素的需求。
3. 避免多油、多盐、多糖食品，尽量避免在外就餐。
4. 合理选择坚果及零食，每周进食坚果不超过50克。
5. 适量运动，每天坚持走6000步，但也应注意不要运动过量。

● 食疗方

山药冬瓜汤

材料： 山药50克，冬瓜150克，盐适量。

做法

1. 山药、冬瓜削皮后切块。
2. 放入锅中以慢火煲30分钟，调味后饮用。

功效： 健脾益气，除湿。

五味健脾饮

材料： 党参、山药、茯苓、白扁豆、白术各30克，大米、小米各50克，盐适量。

做法

1. 把党参切成小段，与其他药材一起洗净，然后用清水泡2小时以上；大米和小米洗净。
2. 把泡好的药材倒入锅中，泡药材的水也一同倒入。
3. 加入适量的水，入高压锅中煮约20分钟（也可以用普通煲来煲，不过费时些！）。
4. 吃的时候加适量的盐调味即可。

功效： 健脾胃，除湿。

腹　泻

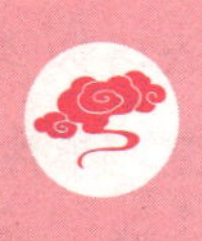

腹泻是消化系统疾病的一种常见症状。生活中，许多人都有过腹泻的经历，那么本节将对腹泻问题进行详细解说，希望对您能有所帮助。

● 症状

排便次数增加，且粪便稀薄，含水量增加，脂肪含量增多，并带有未被消化掉的食物残渣。

● 病因

腹泻的病因有很多，包括饮食不当、感受外邪、脾胃虚弱等。

● 饮食调理原则

⇨ 急性腹泻的饮食调理

发病初期不须禁食者，宜给清淡流质饮食，以咸食为主。症状缓解后根据病情调整饮食，排便次数减少改为低脂流质，或低脂少渣、细软易消化的半流质饮食。腹泻基本停止后选择合适饮食，可供给低脂少渣半流质或软饭，少量多餐，以利于消化。

⇨ 慢性腹泻的饮食调理

慢性腹泻多为急性腹泻治疗不及时或是不彻底所致，可表现为某些脏器有器质性的病变。应根据患者的病症轻重、病程长短及对食物的耐受力而予以灵活、恰当的膳食调养。

◎ 补充水分

因慢性腹泻病人丢失的水分较多，每天必须大量饮水（至少 3000 毫升以上），水中适当加些盐或用葡萄糖水、小苏打（碳酸氢钠）水。

◎ 摄取含钾食物

由于腹泻时丢失钾过多，需要及时补充钾，每天应摄取几种含钾高的食物如玉兰片、土豆、鲜豌豆、菠菜、苋菜、紫菜、蘑菇、虾米、藕、莲子、荸荠等。

◎ 低脂少渣饮食

每天摄入脂肪 40 克左右，过多不易消化并加重胃肠负担，刺激胃肠蠕动而加重腹泻。故植物油也应限制，并注意烹调方法，以蒸、煮、氽、烩、烧等为主，禁用油煎炸、爆炒、滑溜等。注意，食物纤维多的食物能刺激肠蠕动，使腹泻加重，少渣饮食可减少肠蠕动、减轻腹泻。

◎ 高蛋白、高能量

慢性腹泻病程长，常反复发作，影响食物消化吸收，并造成体内储存的能量消耗。为改善营养状况，应给予高蛋白、高能量饮食，并用逐渐加量的方法。如增加过快，营养素不能完全吸收，反而可能加重胃肠的负担。

● 食疗方

炒米粥

材料： 粳米 50 克。

做法

1. 粳米放入铁锅中干炒至出香味。
2. 加入清水适量，煮汤服。

功效： 健脾胃，助消化。适用于腹泻伴饮食积滞、食欲不佳者。

扁豆茶叶粥

材料： 白扁豆 10 克，茶叶 5 克，大米 50 克，白糖适量。

做法

将茶叶水煎取汁，与白扁豆、大米煮粥，待熟时白糖调服。每日 1 剂，连续 3 天。

功效： 清热利湿，适用于湿热腹泻。

山药蛋黄粥

材料： 山药 500 克，鸡蛋 2 个。

做法

1. 将山药捣碎，加适量清水。
2. 小火煮沸约 2 分钟时，调入鸡蛋黄 2 枚，再煮沸即可。

功效： 健脾，祛寒湿。适用于脾虚腹泻患者。一日内分次空腹温服。

扁豆薏苡仁粥

材料： 白扁豆、薏苡仁、粳米各 50 克，盐、味精各适量。

做法

将白扁豆炒熟，薏苡仁用清水浸泡 2 小时。将白扁豆、薏苡仁、粳米一同放入锅中煮成粥，用盐、味精调味即可食用。

功效： 清肺热，益脾健胃。适用于脾虚泄泻、脾胃虚弱、食欲不振等。

便 秘

便秘是一种常见的病症，很多人都会受到便秘的困扰。长期的便秘会导致一系列的健康问题，如痔疮等。所以一旦出现经常性便秘的情况，应当及时就医，在医生的指导下进行治疗并配合饮食调理。

症状

便秘的常见症状是排便次数明显减少，每2~3天或更长时间一次；排便无规律，粪质干硬；有排便不净感。同时伴有腹痛或腹部不适。部分患者还伴有失眠、烦躁、多梦、抑郁、焦虑等精神心理障碍。

病因

排除一些由于某些病变引起的便秘，大多数便秘的原因可能与饮食及生活习惯有很大的关系。

饮食调理原则

便秘的产生跟饮食习惯有着密不可分的关系，便秘患者应注意合理饮食，避免饮食上的误区，以免加重便秘。

适量食用高纤维饮食

膳食纤维本身不被吸收，能吸附肠道水分从而增加粪便容量，刺激结肠，促进肠蠕动。含膳食纤维丰富的食物有：麦麸或糙米，蔬菜，含果胶丰富的水果如芒果、香蕉等。但是要注意，未熟的水果含鞣酸，反而会加重便秘。

多多饮水

便秘患者务必要保证水的摄入量，建议每天饮水在1500毫升以上，使肠道保持足够的水分，有利粪便排出。

供给足量B族维生素及叶酸

含B族维生素丰富的食物可促进消化液分泌，维持和促进肠道蠕动，有利于排便，如粗粮、豆类及其制品等。蔬菜中的菠菜、包心菜等，含有大量叶酸，具有良好的通便作用。

⇨ 增加易产气食物

多食易产气食物，可促使肠蠕动加快，有利排便，如洋葱、萝卜、蒜苗等。

⇨ 增加脂肪摄入

适当增加高脂肪食物。植物油能直接润肠，且分解产物脂肪酸有刺激肠蠕动作用。干果的种仁（如核桃仁、松子仁、各种瓜子仁、杏仁、桃仁等），都含有大量的油脂，具有润滑肠道、通便的作用，日常可适量食用。

● 食疗方

芝麻粥

材料： 黑芝麻 6 克，粳米 50 克，蜂蜜少许。

做法

1. 烧热锅，放入芝麻，用中火炒熟，并有香味时取出；粳米洗净。
2. 粳米放入锅内，加清水适量，用大火烧沸后，转用小火煮。
3. 至米八成熟时，放芝麻、蜂蜜，拌匀，继续煮至米烂成粥。每日 2 次，作早、晚餐服用。

功效： 具有润肠通便作用。

胡桃粥

材料： 胡桃 10 个，粳米 100 克。

做法

1. 将胡桃肉捣碎，粳米洗净。
2. 粳米、胡桃肉放入锅内，加清水适量，用大火烧沸后，转用小火煮至米烂成粥即可。每日 1 次，作早、晚餐食用。大便稀薄者忌食用。

功效： 促进肠胃蠕动，增加排便量。

酸味圆白菜

材料： 圆白菜 500 克，醋 1 杯，高汤、米酒、盐各适量。

做法

1. 圆白菜加少许盐，放入开水中焯一下，放凉后挤干水分，切成块。
2. 将醋、高汤、米酒、盐混合后煮开制成汤料。待凉后和圆白菜一起倒入密封瓶内储存一天即可食用。

功效： 圆白菜含有丰富的多种维生素和膳食纤维，能增强肠胃蠕动，预防和缓解便秘。

消化不良

消化不良是生活中最常见的症状之一，很多人都曾经或正在被消化不良困扰。消化不良实际是所有胃肠不适的总称，出现消化不良症状，说明消化过程受到了某种原因的干扰。

症状

表现为断断续续的上腹部不适或疼痛、饱胀、烧心(反酸)、嗳气等。

病因

消化不良可以是偶发的，也可以是慢性持续的。偶发的消化不良可能是由于进食过饱、饮酒过量、经常服用止痛药，如阿司匹林等引起。另外，在精神紧张时进食，或进食不适应的饮食也可引起。不管哪种原因，都因为胃缺乏动力，不能正常发挥功能，食物在胃内停留时间过长而引起。

饮食调理原则

⇨ 食物越细碎越好

食物越细碎，肠胃的负担越轻，越容易转化成气血。所以如果时间允许的话，吃饭时一定要细嚼慢咽，除了能将食物尽可能嚼碎以利消化之外，还能使人不断产生唾液。

⇨ 饮食禁忌

1. 忌摄入含蛋白质和钙质过多的食物，如乳类、乳制品、瘦肉、鱼、虾米皮、鸡蛋黄、咸鸡蛋、松花蛋、动物软骨、豆类、豆制品、海带、紫菜等都含大量蛋白质或钙质，若摄入过多，会使大便呈碱性，干燥而量少，难以排出，所以应减少食用量。
2. 消化不良患者应忌烟酒及辛辣刺激性食物。
3. 有消化问题的人应忌易胀气食物，如干豆类、洋葱、土豆、薯类以及甜食应适当控制，以免影响胃的消化，而加重症状。
4. 忌坚硬、油腻食品，坚硬、油腻食物不宜消化，食后会加重症状，应忌食。

5. 忌长期食用糯米，因为糯米含有多量的糊精，黏性较强，膨胀性小，不容易消化。消化不良者长期食用糯米，会加重病情。
6. 忌食蟹、蚌等寒凉性食物。
7. 忌过烫、过冷的食物。

食疗方

人参煨猪肚

材料：猪肚1个，人参15克，干姜6克，葱白7根，糯米150克。

做法

将猪肚洗净，葱去须切段，糯米洗净，葱、糯米、人参、干姜一起放入猪肚内，用线缝合。砂锅内加水，将猪肚放入锅内，先用大火烧沸，撇去汤面上的浮沫，改用小火煮至极烂熟。空腹温食。

功效：缓解胃虚寒引起的胃脘冷痛、食欲不振、大便泄泻。

瑞香汤

材料：山药120克，乌梅、甘草各30克，陈皮、木香各3克。将以上诸药研末。

做法

每次取适量药末煎汤服食，每日2次。

功效：适用于肝脾不和、胃脘胀痛、大便溏薄等症。

桂圆石斛汤

材料：桂圆5~10个，石斛10克，白糖少许。

做法

1. 桂圆去壳，同石斛一起放入锅中，加水、白糖。
2. 小火煮沸15分钟即可，不可久煮。

功效：具有补脾健胃、滋阴生津的功能。

玉米山药粥

材料：玉米面（黄）100克，山药50克，冰糖10克。

做法

1. 山药洗净，上笼蒸熟后，剥去外皮，切成丁。
2. 玉米粉用开水调成厚糊。
3. 锅内加入约1000毫升冷水，以旺火烧沸，用竹筷缓缓拨入玉米糊，再改用小火熬煮10分钟。
4. 山药丁入锅，与玉米糊同煮成粥，加入冰糖调味，即可盛起食用。

功效：补脾，益气，滋阴，防治消化不良。

胃 痛

胃痛是胃部不适的常见症状，可能是某种疾病引起，也可能是由于饮食等原因造成的单纯性胃痛。

● 症状

胃痛是较常见的一个症状。胃位于上腹部，胸骨下方凹陷、肚脐上方（靠近心窝处）处。如果疼痛发生在这个区域，最有可能的就是胃痛。不过，也有可能是食道、十二指肠、胆、肝或胰腺等疾病引起，所以要想正确判断疼痛是否发生在胃部，还需要根据疼痛的时间及伴随症状进行鉴别。

疼痛若发生在用餐前后，或过饥、过饱等情况下，大多与胃有关。此外，胃痛还会伴随诸多症状，如打嗝、胀气、恶心、呕吐、腹泻、胸闷等。由于每种伴随症状的诱因不同，所反应出的问题也不尽相同。如胃痛伴随胸闷烧心、吐酸水、打嗝，可能是食道疾病，与胃无关；若胃痛伴有空腹疼痛、饱胀饿痛、打嗝有酸味、吐血等，可能是胃溃疡造成的；若胃痛伴随打嗝、黄疸、发热，可能与胃无关。若自我无法判断疼痛是否发生在胃部，可到医院请医生帮忙鉴别。

● 病因

中医学认为，引起胃痛的主要原因有：病邪犯胃，感受外寒；过食生冷或肥甘厚味，或暴饮暴食等；忧思恼怒，气郁伤肝，肝失疏泄，气逆犯胃；再者是饮食、劳倦等因素久伤脾胃，导致中气不足、脾胃虚寒。不同原因引起的胃痛要采取不同的饮食调理。

● 饮食调理原则

对于胃痛的患者，应根据以上不同的病因而辨证地采用相应的方法来进行膳食配餐调养。

食疗方

生姜大枣粥

材料： 生姜20克，葱白15克，大枣10克，粳米100克，红糖适量。

做法

1. 将大枣去核、粳米淘洗后共放锅中，加水适量煮粥。
2. 煮至粥将熟时加入红糖、葱白、姜，再煮沸5分钟即可。

功效： 有温胃散寒止痛的功效。适用于寒凝胃痛，症见胃痛剧烈，受寒痛增，得热痛减，呕吐清水，舌淡苔白，脉沉弦。

玫瑰佛手粥

材料： 玫瑰花15克，佛手15克，粳米100克，盐适量。

做法

1. 将玫瑰花、佛手切细丝，粳米淘洗。
2. 共放锅中煮成粥，加盐调味即可。

功效： 有疏肝理气止痛的功效，适用于气滞胃痛，症见胃脘胀痛，痛连两肋，每遇情绪波动而加重，嗳气胸闷，不思饮食，舌苔薄白，脉弦等。

麦门冬粥

材料： 麦冬20克，粳米50克，冰糖适量。

做法

1. 粳米洗净；将麦冬煎汁。
2. 将粳米和麦冬汁一起煮成粥，加入冰糖，待糖溶化后即可食用。每日早、晚服食1次。

功效： 养阴益胃。适用于胃脘隐隐作痛、口燥咽干、大便干结的阴虚患者。

玫瑰花粥

材料： 玫瑰花5克，粳米60克。

做法

1. 玫瑰花入锅煮开，然后将花捞出。
2. 粳米洗净，加入煮玫瑰花的水煮成粥，服食。

功效： 温中理气。适用于胃脘疼痛、抑郁易怒、口苦多梦等脾虚肝郁患者。

刀豆粥

材料： 刀豆20克，粳米50克。

做法

1. 刀豆研成细末，粳米洗净。
2. 将刀豆末与粳米一同放入清水锅中煮成稀粥。每天早、晚各1次，温热服用。

功效： 健脾，温胃。适用于胃脘胀痛、喜温喜按、呃逆、遇寒加重的病人。

呃　逆

呃逆就是平常说的“打嗝”，正常人多在饱餐、饮酒、过度吸烟、精神紧张后发生。呃逆是一种常见的消化道症状。持续时间不等，几分钟至几个月。若持续几周不缓解，则称为顽固性呃逆。现代医学称之为膈肌痉挛。它是由于某种刺激引起膈神经过度兴奋，膈肌痉挛所致。中医认为呃逆是胃气上逆动膈，气逆上冲而产生。古称“哆”，又称“哆逆”。

● 症状

有持续发作和偶然发作，有单纯性呃逆，也有其他器质性疾病引起的呃逆。

呃逆可以是多种疾病的表现，如急性疾病和慢性疾病。呃逆声不断、多而短促、声音响亮的呃逆，很快会自行消失。但也有部分病人，会持续很长时间，连续几个小时、几个星期或更长时间，迁延不愈。

● 病因

中医认为，呃逆是因为饮食不节导致寒结胃中，以及恼怒抑郁、情志失和导致肝气犯胃。也有少数人是因为正气亏损、脾胃气败所造成。

⇨ 饮食不当

进食太饱太快，过食生冷，过服寒凉药物，使得寒气蕴蓄于胃，上动于膈，膈间气机不利，气逆上冲于喉，于是发出呃呃之声，且不能自止。

⇨ 情志失和

恼怒伤肝，气机不利，横逆犯胃，胃失和降，逆气动膈；或肝郁克脾，或忧思伤脾，运化失职，滋生痰浊，或素有痰饮内停，复因恼怒气逆，逆气夹痰浊上逆动膈，出于喉间，发生呃逆，如《古今医统大全·咳逆门》说：“凡有忍气郁结积怒之人，并不得行其志者，多有咳逆之证。”

⇨ 正气亏虚、脾胃气败

因素体不足，年高体弱；或大病久病，正气未复；或吐下太过，虚损误攻均可损伤中气，使胃失和降；或胃阴不足，不得润降，上逆动膈，发生呃逆。

● 饮食调理原则

⇨ 食物宜温暖

少食生冷食品，包括凉拌菜及水果，如冷饮、冷水、凉拌菜、冷粥等。否则易导致寒滞于胃，气逆上冲。而刀豆、生姜、荔枝、枇杷、饴糖等食物有温胃降气止呃作用，受寒者可适量食用。

⇨ 忌同时吃冷热食物

例如，饮热茶或热咖啡之后，食用冷饮及西瓜、苹果和梨等；过量饮酒后，以冷水解渴等。类似情况都可导致冷热之气相攻相激而致逆气动膈。

⇨ 适量喝点汤

进食的时候要适量喝汤，因为干硬黏稠的食物会刺激食管或胃肠道，或促使食物裹夹体内的气体上逆而致呃逆。但大汗久渴、久病体虚者，不宜过量饮水。否则，可损伤脾胃，导致肺胃之气逆而下降，呃逆频发。

⇨ 摄食高纤食物

经常摄入富含纤维素的食物，如绿豆、芝麻、木耳、香蕉等，以保持大便通畅。

⇨ 体虚者适当进补

久病体虚的患者应该适当进补，以强健体魄。

⇨ 调节饮食

食量以无饱胀感为宜，餐次可增加，以疏肝和胃。

缓解呃逆的食物有：瘦猪肉、韭菜籽、韭菜、荔枝核、猪肚、黄芪、丁香、苏子等。

● 食疗方

橘茹饮

材料： 橘皮、竹茹、柿饼各30克，生姜3克，白糖适量。

做法

橘皮、竹茹、柿饼、生姜加水煎煮2次，加入白糖即成。

功效： 有理气和胃，降逆止呕之功效，尤宜于肝气不舒型的呃逆。

反 胃

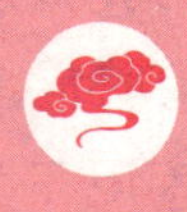

反胃，又称胃反、翻胃。由于胃酸反流引起的，反流物有酸味或苦涩味。由食管狭窄或梗阻引起的反流物无味，但含有黏液和未消化食物。《金匮要略》描述为“脾伤则不磨，朝食暮吐，暮食朝吐，宿谷不化，名曰胃反”。中医认为，本病多由饮食不节、酒色所伤或长期忧思郁怒，使脾胃功能受损，以致气滞、血瘀、痰凝而成。

● 症状

是以食后脘腹闷胀、宿食不化、朝食暮吐、暮食朝吐为主要临床表现的病症。

● 病因

中医认为，本病的起因多是饮食不当、饥饱失常或忧愁思虑伤及脾胃；或嗜食生冷损及脾阳，致使中焦虚寒不能消化谷食。又有脾运不旺，痰饮谷食阻于下脘，宿食不化不能下导，最后“尽吐而出”。长期的反胃，会使得脾胃失其健运功能，导致肾失充养、肾阳虚亏，不足以温煦脾胃、腐熟水谷，反过来又导致病情加剧。

● 饮食调理原则

日常注意调节饮食，戒烟酒，少吃或者不吃辛辣刺激的食物。适合反胃者调养身体的食物有：

⇨ 粟米

其实就是北方人经常食用的小米，其味甘、咸，性微寒。粟米具有补中益气、健脾益肾等功效，非常适合由于脾肾不足所致的纳食少、烦渴、反胃呕吐及病后体弱等的饮食调养。

⇨ 栗子

栗子的食疗功效是养胃健脾、补肾强筋、活血止血，对于反胃和泄泻等有很好的食疗作用。

⇨ 羊奶

为山羊科动物山羊或绵羊

的乳汁。羊奶的食疗功效是滋阴养胃、补肾益精、润肠通便。适用于胃肾阴虚、虚劳羸弱、消渴、反胃、呕吐便秘等。

⇨ 韭菜

很多人认为只要是脾胃不适就不可以进食韭菜，其实韭菜味辛，性温，有温中行气之功效，很适用反胃、呕吐者食用。

⇨ 莲藕

莲藕味甘，熟用性微温。有补益脾胃、止泻之功效。适用于脾胃虚弱、食欲不振、呕吐反胃、腹泻等。

另外，还要少食多餐，定时进餐，不要吃过于坚硬和不消化的食物。注意禁烟、酒、咖啡、茶和生冷辛辣食物。

食疗方

竹茹粥

材料： 竹茹、粳米各 50 克。

做法

1. 将竹茹加水煎 15~20 分钟后，去渣留汁。
2. 放入洗净的粳米煮为粥。

功效： 有清热益胃，止呕之功效，尤其适用于胃虚积热的反胃呕吐。

生姜蜂蜜糯米饮

材料： 生姜、糯米各 15 克，蜂蜜 30 克。

做法

1. 将生姜、糯米研碎。
2. 加水 1 碗泡半小时，然后用大火煎，煮开后改小火再煎。
3. 最后加入蜂蜜调味即可。

功效： 具有温中止呕的功效，适用于脾胃虚寒引起的反胃呕吐。

芦根竹茹汤

材料： 芦根 50 克，竹茹 30 克。

做法

芦根、竹茹水煎去渣，每日分 2 次饮服。

功效： 有清热和胃，止呕止吐之功效。适用于胃热呕哕、反胃、口渴、心烦等症。

花椒生姜汤

材料： 花椒 5 克，生姜 10 克。

做法

1. 将花椒洗净，微炒。
2. 与生姜同入瓦锅，加水适量煎服。

每日 1 次，温热服用。

功效： 适用于胃寒呕吐和胃脘疼痛等病症。

胃、十二指肠溃疡

胃与十二指肠溃疡又称消化性溃疡。主要临床表现为规律性上腹部疼痛，常有季节性加重，此外，尚有反酸、呃气、恶心或者呕吐等程度不一的消化系统症状。本病多数起病隐袭，反复发作，缓解、复发交替进行。

● 症状

常见的胃肠道症状及全身症状主要有嗳气、反酸、上腹胀、胸骨后烧灼感、恶心、呕吐、纳差等。

● 病因

多种因素引起胃液分泌量增加，超过了食物对胃酸中和稀释的能力，局部黏膜就受到胃酸侵蚀而发生溃疡病灶。

● 饮食调理原则

胃及十二指肠溃疡病患者，其溃疡病灶每时每刻都受到胃液和食糜的刺激，疾病的发展和愈合与饮食有非常密切的关系。因此，饮食疗法在胃、十二指肠溃疡的调养中占有相当重要的地位。

⇨ 避免刺激性饮食

刺激性较强的食物，可刺激溃疡面而引起出血，对创面愈合极为不利。因此，诸如浓肉汤、香料、烈性酒、浓茶、浓咖啡及过于甜、酸、咸、辣的食物都应忌食。

⇨ 膳食应富有营养

膳食中应给予充足的蛋白质、碳水化合物和维生素A、B族维生素、维生素C等。因为这些营养素具有帮助修复损伤组织和促进溃疡愈合的作用。

⇨ 膳食应有利于中和胃酸

牛奶、豆浆、乳酪等宜常吃，因这些食品不但可以中和胃酸，而且有利于止血。主食宜多食发面制品，因发面食品呈碱性，既可中和胃酸，又可保护和促进病灶愈合。但有少数人吃面食后反觉腹部灼热，病灶疼痛加剧，这是因为胃黏膜对碱性刺激敏感所致，应改以米食为主。

食疗方

生姜大枣粥

材料： 生姜6克，粳米100克，大枣10枚。

做法

1. 生姜切成薄片或细末，粳米、大枣洗净。
2. 三者共煮成粥。

功效： 健脾暖胃，温中散寒。适用于缓解虚寒型胃和十二指肠溃疡的发作。

砂仁粥

材料： 砂仁5克，粳米200克。

做法

1. 砂仁研为细末。
2. 粳米洗净。
3. 加入适量清水共煮成粥。

功效： 化湿养胃，缓解胃部不适。

橘皮粥

材料： 橘皮20克，粳米100克。

做法

1. 先将橘皮煎煮去渣取汁，粳米洗净。
2. 粳米放入锅中，加入适量清水煮粥。
3. 待粥将成时，加入橘皮汁，同煮10分钟即可。

功效： 理气健脾，燥湿。适用于胃腹胀满、嗳气、食欲不振的气滞证。

良姜粥

材料： 高良姜15克，大米150克。

做法

1. 将高良姜碾末，大米洗净备用。
2. 将大米、高良姜一同放入清水锅中，大火煮开后转小火熬煮，待米粒软烂、粥黏稠时即可。

功效： 此粥具有较强的暖脾胃、止疼痛的作用。对因外感寒邪导致的胃疼、胃及十二指肠溃疡患者尤佳。

脾胃健康一点通

恶心呕吐，生姜来助

生姜入脾、胃经，具有开胃、助消化的作用。生姜还是“呕家圣药”。夏季食姜，可以预防急性肠胃炎，杀灭口腔致病菌和肠道致病菌。胃寒、食欲不振的人，经常含服鲜姜片，可刺激胃液分泌，促进消化，缓解不适。

胃下垂

正常人的胃在腹腔的左上方，直立时的最低点不应超过脐下2横指，其位置相对固定，这对于维持胃的正常功能有一定作用。胃下垂是由于膈肌悬力不足，支撑内脏器官的韧带松弛或腹内压降低，腹肌松弛，导致站立时胃大弯抵达盆腔，胃小弯弧线最低点降到髂嵴联线以下的病变。

● 症状

轻度胃下垂者一般无症状，下垂明显者可以出现如下症状：

⇨ 腹胀及上腹不适

患者多有腹部胀满感、沉重感、压迫感。

⇨ 腹痛

一般为持续性隐痛。多在进食后发生，与进食量有关。进食量愈大，其疼痛时间愈长，且疼痛亦较重。同时疼痛与活动也有关系，饭后活动往往使疼痛加重。

⇨ 恶心、呕吐

常于饭后活动时发作，尤其进食过多时更易出现。这是因为一次进食较大量食物后，加重了胃襞韧带的牵引力而致疼痛，随之出现恶心、呕吐。

⇨ 便秘

便秘多为顽固性，可能由于同时有横结肠下垂，使结肠肝曲与脾曲呈锐角，而致食物残渣通过缓慢。

⇨ 精神状态不佳

由于胃下垂的多种症状长期困扰病人，使其精神负担过重，因而产生失眠、头痛、头昏、反应迟钝、抑郁等神经精神症状。

还可有低血压、心悸以及站立性昏厥等症状。

● 病因

胃下垂的致病原因很多，凡是能造成膈肌位置下降的因素均可诱发此病。如膈肌活动力降低、腹腔压力降低、腹肌收缩力减弱，胃膈韧带、胃肝

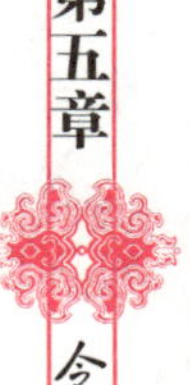

韧带、胃脾韧带、胃结肠韧带过于松弛等。

饮食调理原则

少食多餐

由于胃下垂患者消化功能减弱，过多的食物入胃，必然会滞留于胃里引起消化不良。所以，饮食调理的第一要求便是每次用餐量宜少，但次数可以增加，每日4~6餐为合适。

控制进餐速度

用餐速度要相对缓慢些，细嚼慢咽以利于消化吸收及增强胃蠕动和促进排空速度，缓解腹胀不适。

食物细软

平时所吃的食物应细软、清淡、易消化。主食应以软饭为佳，如为面条要煮透煮软，少吃生冷蔬菜。但应注意的是，鱼肉不可过熟，因为鱼肉在刚熟时较易消化，对胃的负担最小 。

减少刺激

刺激性强的食物，如辣椒、姜、酒、咖啡、可乐及浓茶等，可使胃下垂患者的反酸、烧心症状加重，影响病情改善，故而这些食物应尽量少吃、少喝。

食疗方

参芪鸡汤

材料： 红参10克，黄芪30克，母鸡肉500克。

做法

1. 锅中加水适量，食盐少许，所有材料共放入瓷碗内，隔水炖2小时。
2. 早、晚两次喝汤吃鸡肉，每周服1剂，连服5~6剂有改善作用。

功效： 补脾益气，升举胃体。

大枣炖兔肉

材料： 大枣50克，兔肉500克，葱白、盐、味精、黄酒各适量。

做法

1. 将大枣去核；兔肉洗净，切块，同放瓦锅中。
2. 加清水及葱白、盐、黄酒，隔水蒸炖1~2小时至兔肉酥烂。
3. 调入味精即成。食兔肉，喝汤。

功效： 具有补中益气，强体健身的作用。适用于脾胃亏虚型胃下垂所致的食欲缺乏、消瘦乏力等症。

胃酸过多

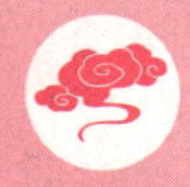

胃酸过多又称为反酸，胃酸可以帮助消化，但如果胃酸过多也不是好事，会伤及胃、十二指肠，甚至将胃黏膜、肌肉“烧破”，造成胃溃疡或十二指肠溃疡等疾病。

症状

当胃酸过多时，就会出现“咯酸水”、“烧心”、“胃部隐隐作痛”等症状，会大大降低人的食欲，出现不思茶饭、消化不良等症状，进而引发胃溃疡等多种胃病。

病因

饮食不当

过甜、过咸、过辣、过酸、过冷、过烫的食物都可刺激胃酸分泌增加，所以在日常的饮食方面，一定要注意均衡饮食，吃的食物要适宜。某些粗粮、红薯、马铃薯等含大量淀粉、糖、酸等，会刺激胃产生大量胃酸。不易消化的食物，由于剩余的糖分在胃肠道里发酵，也会造成胃酸过多。

精神压力

当精神紧张、过度疲劳、情绪不佳时，大脑皮质功能紊乱，不能很好地调节胃酸分泌的神经，促使胃酸分泌增多。因此，保持良好的精神状态，会减少很多健康困扰。

某些肠胃疾病

慢性胃炎、胃或十二指肠溃疡、反流性食管炎、胆囊炎等疾病，可促使胃酸增多。

饮食调理原则

低脂、低糖饮食

胃酸过多者宜食低脂、低糖食物，因为高脂和甜食均能引起胃酸分泌增加。避免摄入刺激胃酸增加的调味品，如辣椒、咖啡、芥末等。

以面食为主

胃酸过多者应以面食为主，面食能稀释胃酸，其中的碱还能中和胃酸。豆浆、粥等流食，能稀释胃酸、保护胃黏膜。

养成良好的饮食习惯

适当减少进食量，因为饱食容易导致食管下部括约肌松弛。进食应细嚼慢咽，少量多餐。晚餐尤其不宜饱食；睡前4小时不宜进食。

少喝酸性饮料、酒等，以防引起食管下端括约肌张力下降，尤其是烈性酒可使食管蠕动收缩的频率下降。

少吃巧克力，不吃加太多香料、酸辣及过咸的食物。烹调少用香辛料，如辣椒、咖喱、胡椒粉、蒜、薄荷等。饮食以清淡为主，味重会刺激胃酸分泌。但少量的生姜和胡椒，可暖胃和增强胃黏膜的保护作用。

食疗方

黄芪鸡汤

材料： 黄芪15克，当归、山药各10克，大枣5克，鸡肉500克，料酒2小匙，葱1根，胡椒粉少许，盐、鸡精各适量。

做法

1. 把黄芪、当归、山药一同放入纱布包内扎好；鸡肉洗净切成块；葱洗净切段。
2. 将药包与鸡肉一同放入炖锅内，加入适量清水，放入料酒、葱段、胡椒粉、鸡精、大枣，大火煮开后改小火慢炖40分钟，待肉烂后放入盐调味即可。

功效： 健脾胃，益气血。适宜病后、产后体虚者食用。

地黄鸡

材料： 生地黄50克，龙眼肉30克，红枣5个，母鸡1只。

做法

1. 将鸡宰杀后去毛、内脏及爪，洗干净，由背部颈骨剖至尾部，再洗净血水，放入沸水锅中，煮3分钟捞起。
2. 将生地黄洗净后，切成小颗粒；龙眼肉撕碎，与生地黄混合均匀，一起塞入鸡腹内，将鸡腹部向下放入蒸盆中；红枣去核洗净，放在鸡身上，注入米汤，用湿棉封闭盆口，上笼用大火蒸2小时即可。

功效： 健脾胃，补虚损，止呕吐。适用于胃酸过多，身重乏力，食少，恶心呕吐者。

慢性胃炎

慢性胃炎是一种比较常见的疾病。俗话说得好:“十人九胃病”，一般指的就是慢性胃炎之类的胃病。中医学认为，慢性胃炎属于“胃脘痛”、“痞证”等病证的范畴。

症状

最常见的症状是胃部疼痛和饱胀感，尤其在饭后症状加重，空腹时则比较舒适。即使每次进食量不多，也会觉得过饱而不适，常伴有嗳气、反酸、烧心、恶心呕吐、食欲不振、消化不良等现象。

病因

中医认为不健康的习惯，如嗜食辛辣、饮酒过度，使脾胃受损；或长年服药，误中药毒，胃伤不复；或因劳倦过度，损伤脾胃；或因情志不和，肝气犯胃，以致脾胃功能失调而发为本病。

西医认为慢性胃炎主要由急性胃炎迁延不愈；刺激性食物和药物对胃黏膜强烈刺激；鼻腔、口腔、咽喉等部位的慢性感染病灶累及胃黏膜造成。

饮食调理原则

饮食有规律

日常以软食为主；提倡一日三餐，每顿不可过饱，不主张多餐，以免增加胃的负担。晚饭宜少。

不宜极渴时饮水，饮水量一次不宜过多。

多吃高营养食物

食物要精工细作，富含营养，少吃粗糙和粗纤维多的食物。多吃些高蛋白食物及高维生素食物，保证机体的各种营养素充足，防止贫血和营养不良。

避免刺激

忌烟戒酒、少饮浓茶、咖啡及进食辛辣、过热食物。不宜食油煎、油炸、半熟之品及坚硬食物，不能食冷瓜果，也不能因畏凉食而吃热烫饮食，这对食管和胃的损伤也很大。防止食物被污染，并注意食用器具的卫生。

● 食疗方

白扁豆粥

材料： 白扁豆60克，粳米100克。

做法

1. 将白扁豆用清水洗净，浸泡1~2小时。
2. 粳米淘洗干净。
3. 锅内放入适量水，加入泡好的白扁豆和粳米同煮粥。

功效： 健脾养胃，可缓解胃炎引起的腹泻。

金橘猪肚汤

材料： 金橘根30克，鲜猪肚1个。

做法

1. 金橘根洗净，切碎；猪肚洗净，切小块。
2. 两者同放入砂锅中，加清水1000毫升，小火炖至350毫升左右，饮汤食肉。

功效： 疏肝健脾，对于肝郁气滞型胃炎有一定改善。

参米粥

材料： 党参、大米各25克。

做法

1. 党参洗净切碎，大米洗净。
2. 将大米炒至微黄，再与党参一同放入砂锅中，加清水1000毫升，慢炖至350毫升，分次食用。

功效： 温中健胃，适用于脾胃虚弱型胃炎。

海参乌梅粥

材料： 海参50克，乌梅10克，大枣15个，莲子30克，粟米100克，姜末、盐、味精、葱花、黄酒各适量。

做法

1. 将海参洗净，放入锅中，加适量水，中火煮30分钟后捞入清水中浸泡6小时，捞出切丝，待用。
2. 将乌梅、大枣、莲子、粟米洗净，放入砂锅中，加适量水，大火煮沸。
3. 倒入海参丝，拌匀，改小火煨煮1小时。
4. 待粟米、莲子煨烂后加入姜末、盐、味精、葱花、黄酒，拌匀，稍煮3~5分钟即成。

功效： 益气养血生津，健脾益胃和中，适用于气阴两虚型慢性胃炎。

脂肪肝

脂肪肝是由于各种原因引起的肝细胞内脂肪堆积过多的病变。实际上就是脂肪进入到肝脏里面。正常肝内脂肪占肝重的3%~4%，如果脂肪含量超过肝重的5%即为脂肪肝，严重者脂肪含量可达40%~50%，脂肪肝中的脂类主要是甘油三酯。

症状

以慢性脂肪肝较为常见，起病缓慢、隐匿，病程漫长。初起时，肝功能还正常，症状也不明显，一般是在做B超时偶然发现，部分病人可出现食欲减退、恶心、乏力、肝区疼痛、腹胀，以及右上腹胀满和压迫感。一旦脂肪侵入到肝细胞中去，检测转氨酶就会增高，肝功能就会受到影响，继续发展下去，就有可能形成肝硬化。

病因

脂肪肝是一种由不良生活方式引起的疾病，嗜酒，高脂肪、高蛋白、高热量饮食，临睡前加餐等均是发病因素，加之平时又缺少锻炼，使体内营养过剩，最后导致脂肪肝的发生。

酗酒

酒精会损害肝细胞，酗酒是引起脂肪肝最常见的原因。长期饮酒导致酒精中毒，对肝内甘油三酯的代谢有直接的影响，致使肝内脂肪氧化减少，引起脂肪的大量堆积。近60%慢性嗜酒者发生脂肪肝，20%~30%最终还将发展为肝硬化、肝癌。

营养过剩

经常进食高脂肪食物、甜食、淀粉类食物，使肝脏脂肪合成过多，超过了肝脏的处理能力，干扰了对脂肪的代谢，打破了肝脏的输入输出平衡，脂肪在肝内堆积，形成脂肪肝。

肥胖

肥胖者由于缺乏运动，使肝内脂肪输入过多。血液中含有大量游离脂肪酸，源源不断地运往肝脏，大大超过了肝脏的代谢能力，引起肝脏脂肪的堆积而造成肥胖性脂肪肝。

⇨ 营养不良

营养过剩会造成脂肪肝，而营养不良同样也会造成脂肪肝。当营养不良，蛋白质缺乏时，就会导致极低密度脂蛋白合成减少，这样造成肝转运甘油三酯发生障碍，脂肪在肝内堆积，引起脂肪肝。

另外，糖尿病、高脂血症等也是引起脂肪肝的因素。

● 饮食调理原则

有相当一部分脂肪肝患者不是忽视治疗，就是过分依赖于药物。其实，防治脂肪肝最好的办法就是调整饮食结构、适当增加运动、养成健康的生活方式。

⇨ 戒酒

酗酒及酒精性脂肪肝要先戒酒，同时配合保肝治疗。营养不良者应补充蛋白质、维生素，并消除导致营养不良的各种因素。重症脂肪肝患者最好在医生的指导下科学用药。

⇨ 饮食定时定量

营养过剩及肥胖者，要减少饮食的热量摄入。按时吃饭，并控制好每餐的量。尤其要控制晚餐摄入量，以占一日总量的30%为宜。

⇨ 均衡营养多运动

食物安排要多样化，最好以谷类为主；多吃蔬菜、水果、奶制品、豆制品；适量吃鱼、禽、蛋、瘦肉，少食肥肉和动物脂肪。进食量与体力活动要平衡，保持大便通畅，保持合适的体重；坚持体力劳动和合理运动，以增强肝内脂肪的分解和消耗。

● 食疗方

荞麦粥

材料： 荞麦100克，粳米50克。

做法

1. 将荞麦放入清水中浸泡3小时；粳米淘洗干净，备用。
2. 将锅中注入适量的清水，煮沸。
3. 将浸泡好的荞麦与粳米一同放入开水锅中，大火煮开后转小火继续煮40分钟，待米粒松软、粥黏稠时即可。

功效： 此粥能增强肝脏代谢能力、降低血液胆固醇。

胆囊炎

胆囊炎是胆囊发炎并肿大的疾病。现代医学认为胆囊炎是细菌性感染或化学性刺激（胆汁成分改变）引起的胆囊炎性病变，为胆囊的常见病，在腹部外科中其发病率仅次于阑尾炎。本病多见于35~55岁的中年人，女性发病较男性为多，尤多见于肥胖且多次妊娠的妇女。

症状

腹痛

慢性胆囊炎病人多有胆绞痛史，伴有轻重不一的腹胀、上腹或右上腹不适，持续性右上腹钝痛或右肩胛区疼痛。

消化系统不适

会出现胃部灼热、恶心、嗳气、反酸等消化不良症状。此类症状虽不严重，却顽固难愈，在进食油煎或脂肪类食物后可加剧，嗳气后可稍减轻。以急性胆囊炎多见。

发热

急性胆囊炎发热一般在38~39℃，多无寒战。

黄疸

约10%的急性胆囊炎患者可出现轻度黄疸，可能是胆总管下端括约肌痉挛或感染扩散至胆道系统所致。

病因

大多数胆囊炎的发生，都因胆囊内存在结石，阻塞了胆囊管，使胆汁排出不畅，继而发生细菌感染，形成胆囊炎。也有一部分病人，胆囊内并无结石，细菌由肠道或血循环进入胆囊而形成胆囊炎。

患有胆囊炎的病人由于胆汁成分改变、胆汁浓缩，以细菌和炎性坏死物质为核心，也易形成胆结石，故胆囊炎、胆结石常伴随存在。

饮食调理原则

少食多餐

每2~3小时进食1次，以刺激胆汁分泌。应采用蒸、煮、炖、熬等方法使食物软、烂、易消化，忌用油煎等油腻食物，并补充充足体液，以稀释胆汁及帮助代谢废物排出。

⇨ 低脂饮食

胆囊炎患者如果进食高脂饮食，容易刺激胆囊收缩素的分泌，引起胆囊强烈收缩，诱发胆绞痛。

所以要严格控制脂肪和含胆固醇食物，如肥肉、油炸食品、动物内脏等均应少吃或不吃。

⇨ 忌吃辛辣刺激性食物

对于胆囊炎患者来说，辛辣、刺激性食物也应该敬而远之。如辣椒、酒类等，最好不碰。

⇨ 补充维生素

限制了脂肪摄入量会影响维生素的吸收，要多吃水果和蔬菜，注意维生素 A、维生素 D、维生素 E、维生素 K 的补充，以保护肝脏。

患者应当在饮食上注意调养，可以适当多吃些陈皮、佛手、萝卜、西蓝花、黄豆、黑豆、山药、粳米等。

● 食疗方

茴香馅饼

材料： 鲜茴香 250 克，面粉、花生油、盐、调味料各适量。

做法

1. 将茴香里的老叶择掉，洗净、切碎，盛入盆中。
2. 放入花生油及盐、调味料拌匀。
3. 和面烙成茴香馅饼。

功效： 疏肝理气，利胆，和胃，降逆。

炒萝卜缨

材料： 小红萝卜缨 100 克，鸡内金 10 克，佛手 5 克，生姜 5 克，油、盐各适量。

做法

1. 将鸡内金、佛手、生姜煎汁浓缩。
2. 萝卜缨洗净、切碎，并用盐拌后略挤，去除茎叶中所含的涩味。
3. 在锅中放入油，入萝卜缨煸炒，烹入药汁，调味，再略炒后出锅。

功效： 开胃下气，消食导滞，疏肝理气。适合于胆囊炎食欲减退的患者食用。

【第六章】

养护脾胃无小事

——生活细节莫忽视

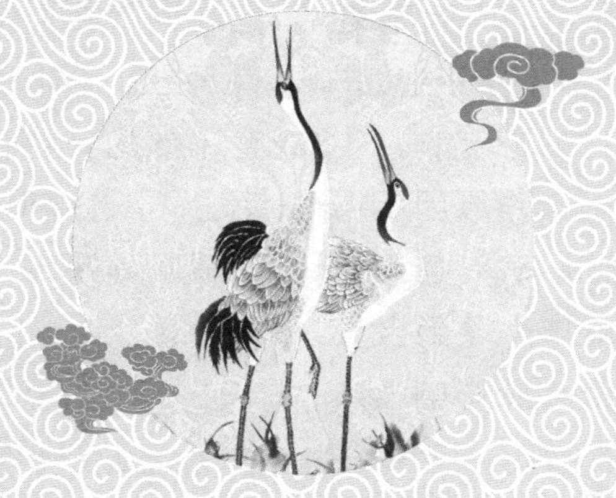

与脾胃健康相关的，不只是饮食。很多不健康的生活习惯看似与脾胃无关，却间接地影响脾胃的健康。如作息规律、劳逸结合、轻松乐观的心态，良好的生活习惯，等等。所以要想拥有一副好脾胃，不但要注重食养，还要使自己生活的各方面都规律、科学。

劳逸不当伤脾胃

古人云：日出而作，日落而息。有规律的生活对于健康有着非常重要的意义。过劳或者过逸都会对身体造成危害，进而影响脾胃的正常工作。

● 过劳损脾胃

过度劳累可耗伤脾胃之气。古人早就提醒过，“劳则耗气”“劳倦伤脾”“劳役过度，则耗损元气”。

很多人由于工作原因不得不延长工作时间，有时甚至还要通宵加班。身体得不到合理的休息，五脏都会受影响，必然导致脾胃功能失常。

要想脾胃好，不但要吃得好，还要生活起居有规律。保持充足的睡眠，让脾胃和五脏六腑在休息中得到调整。

晚上最好在11点以前就寝，每晚睡眠要保证7个小时，如果是孩子的话，要保证10个小时左右的睡眠。

● 过逸造成消化能力减退

与过劳相反，过“逸”也可损伤脾胃之气。现在流行宅在家里，很多人足不出户，只是在网上写写文章。甚至饭都懒得做。这种过度的安逸，完全不参加劳动和体育锻炼的生活方式，也会使气血运行不畅，脾胃功能呆滞，食少乏力，精神委靡。

● 劳逸结合脾胃健

其实，中医学早在2000多年前就认识到了劳逸适度对身体健康的重要性，《素问·宣明五气论》说：“久行伤筋，久立伤骨，久坐伤肉，久视伤血，久卧伤气。”通俗地说，就是人既不能太忙太累，也不能太闲太逸。只有注意劳逸结合，脾胃之气自然旺盛，才能保持健康。所以，我们在日常生活中要科学地安排日常的作息。

小心补药伤脾胃

如今很多人都对养生特别关注，一些保健药品也乘着这股东风大行其道。有些人总是觉得自己这里不好、那里不好，于是就开始乱吃药。以前人们见面问吃饭了吗，现在见面问吃过什么药吗？谁要是平时不用几种补药，就是不健康、不时尚。各种胶囊、口服液，保健品数不胜数。殊不知，这种做法对脾胃会造成很大危害。

● 忌无病乱补

人们普遍存在一种观念，那就是补药肯定对身体有好处，即使没有病，经常吃点儿补药也是好的，起码不会有什么害处。其实不然，无病乱补不但不会对身体有好处，还有可能对身体产生一些副作用。因此专家建议人们，避免无病乱补，如有需要可征求医生建议。特别是脾胃功能不佳者更不宜随意服用补药，以免诱发更严重的问题。

● 忌虚实不分

中医的辨证原则是虚者补之，不是虚证病人不宜用补药，虚证又有阴虚、阳虚、气虚、血虚之分，对证服药才能补益身体，否则很可能适得其反，不但未补还会伤害身体。

● 忌多多益善

任何补药服用过量都有害。认为“多吃补药，有病治病，无病强身”是不科学的。如过量服用参茸类补品可引起腹胀、不思饮食；过服维生素 C 可致恶心、呕吐和腹泻；过量服用鱼肝油可引起中毒；长期服用葡萄糖会引起发胖、诱发心血管疾病。

有观点认为“人到中年要补肾”，所以很多男性对补肾的药物都很亲睐。其实，“是药三分毒”，补肾的药对脾胃功能不好的人伤害更大，吃了反而有副作用。

情绪影响脾胃功能

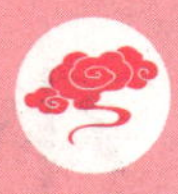

现代社会，压力和情绪是影响健康的重要因素。良好的情绪有益于胃肠系统的正常活动，不良情绪则可导致食欲下降、腹部胀满、嗳气、消化不良等。我们经常听到人们说“气得胃疼”或者“气得吃不下饭”，而高兴的时候则会“胃口大开”。这正说明情绪会影响人体内气血的运行和脾胃的受纳、运化功能。

● 多思多虑伤脾胃、减食欲

当情绪舒畅时，气血冲和，脾胃正常工作，我们的消化吸收功能就正常，食欲就好。如果情绪不畅，则气血逆乱，脾胃气滞，运化受到影响，自然就没有食欲了。所以说，脾胃是最能感知我们情绪的脏器，心情不好，首先影响的就是脾胃。

中医认为，“思”可伤脾。中医说的思包括思虑和思念，正常的思虑和思念是有益的，超过限度就会产生“气结”，会出现食欲下降、脘腹胀闷等状况，影响运化升清和化生气血的功能。

现代医学研究也证明，食物的色、香和味，胃肠消化道的饥饿收缩，按时吃饭的习惯，这些都是引起食欲的因素，都可形成条件反射，促进胃肠道内消化液的分泌，唤起人们的食欲。但大脑主宰着一切，它也控制着消化液的分泌，决定食欲。当大脑完全被过激的情绪控制时，消化腺的分泌受到抑制，食欲就会降低，甚至消失。

● 过度忧虑引发疾病

不良情绪持久存在和强度过大，不但会使食物的消化吸收发生障碍，还会使脾胃出现功能障碍，导致胃病。人的情志不舒，过忧、过思、过怒都会导致肝气失调，并能伤脾，使气血失和，经络阻塞，脏腑功能紊乱，胃的受纳、吸收和排空及脾的运化功能都会受到影响，导致多种胃肠病的发生。久之必然会使气血生化不足，出现神疲乏力、心悸气短、健忘失眠、形体消瘦及神经衰弱、胃肠神经官能症、溃疡病等。

● 心情不好时不要勉强进食

当心情非常不好时，常会感觉上腹部有明显的饱胀感。实际上，这是你的胃向你发出了报警信号，或者说是一种无声的“警告”——你不能再勉强进食了，否则可能导致身体不适的发生。

现代医学研究表明，人在愤怒和紧张时，胃液分泌量大大增加，胃酸也相应增多，过量的胃酸会破坏胃黏膜屏障，引起胃黏膜损伤性病变。而人在恐惧、抑郁或思虑时，能减少胃血流量，明显地抑制胃酸分泌，同时引起胃运动减弱。由于胃运动减弱，长时间停留在胃内的食糜和胃液的混合液会对胃黏膜造成损伤。

● 养脾胃先要养情志

综上所述，情志对脾胃有着很大的影响。所以养情志就是间接地“养脾胃”。有科学研究表明，当人在笑的时候，可以收缩腹肌，有助缓解消化道紧张，改善食欲不振、便秘、消化不良等胃肠问题。

所以生活中要避免思虑过度，避免不良情绪的刺激和干扰，经常保持稳定的心境和乐观的心态。凡事不要斤斤计较，多对他人和自己微笑。你会发现情绪好了，脾胃也渐渐健康起来。

脾胃健康一点通

随着城市生活节奏的逐渐加快，人们休息的时间越来越少。很多人吃完饭后立刻进入工作状态，这也是不符合养生规律的。因为吃饭时，身体里的功能活动集中在消化系统，大量血液都集中到与消化活动有关的器官内，才能把消化工作做好。如果这时脑力活动也要分去大量的血液，那么，就要影响血液向消化器官集中，妨害胃肠的正常功能。

抽烟太多也会伤脾胃

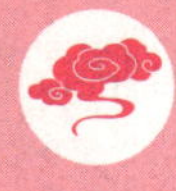

据统计，吸烟者患胃和十二指肠溃疡的概率是不吸烟者的2~3倍。吸烟越多、患胃病的概率越大。吸烟不仅能引发胃炎和溃疡，使其反复难愈，而且会大大增加胃癌的发生率。那么，香烟是怎样伤害胃的呢?

● 刺激胃黏膜

由于香烟中含有对人体危害极大的烟碱、焦油、二氧化碳、氰化物及放射性物质，长期吸烟会导致胃黏膜抵抗力下降，在胃酸或幽门螺旋杆菌的作用下，极易诱发胃黏膜糜烂、消化性溃疡等疾病，严重者可能会导致胃癌发生。

● 导致胃酸增多

香烟可引起迷走神经兴奋，增加胃的蠕动，导致胃酸分泌增加。

正常分泌的胃酸对胃的影响不是很大，要是过多分泌这种酸性物质，就可能导致胃、十二指肠的黏膜被它所“消化”，在黏膜的表面出现“破损”，也就是所说的溃疡。

● 影响抗溃疡药物的疗效

主要是因为香烟中的尼古丁能减少药物吸收，同时又可促进肝细胞内的药物代谢酶分泌增加，从而加速抗溃疡药物的代谢破坏和排泄。

脾胃健康一点通

戒烟小窍门

1. 坚定戒烟的决心，开始时可先减量。
2. 丢掉与烟有关的所有用品，如打火机、烟嘴等。
3. 想吸烟时转移注意力，可用水果、口香糖代替烟。

饮酒一定要适度

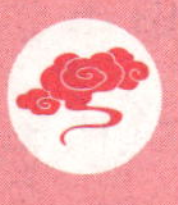

酒可以行气和血、温阳祛寒，能疏肝解郁、宣情畅意。酒里含有酒精，有一定的杀菌作用，就是所谓的“杀百邪”。此外，可以借酒御寒，少量饮酒可促进血液循环；有助于恢复体温，这就是下海渔民常带酒出海的原因所在。

● 饮酒过度最伤脾胃

饮酒的关键在“少饮”。元朝的《饮膳正要》一书中，对酒的利害总括为“酒味甘辛，大热有毒，主行药势，杀百邪，通血脉，厚胃肠，消忧愁，少饮为佳；多饮伤身损寿，易人本性，其毒甚是也，饮酒过度，丧生之源。”过量饮酒容易引起急性胃肠道反应。特别是节日期间饮酒一定要适量，以免严重伤害肝、胃及神经系统。很多人过量喝酒时感觉不到胃肠道的反应，第二天清醒后却会明显感到头痛、烧心、胃痛、胃酸、胃胀、食欲差等急性胃肠炎症状。这是因为大量饮酒后，肝细胞无法将有害物质乙醛全部处理，而造成急性中毒。

过度饮酒后，胃黏膜会出现充血、糜烂等病变。而且，酒里的乙醇成分会使胃黏膜的黏液层变薄，降低胃黏膜的屏障作用。

一般情况下，酒的酒精度数越高，则酒量就应相应减少，从一天的总量上来说，白酒一般应控制在50毫升以内，药酒控制在100毫升以内，黄酒也可以在100毫升以内，红酒控制在150~200毫升，啤酒则控制在500毫升以内为宜。

● 不空腹喝酒

空腹时酒精吸收快，人容易喝醉；而且空腹喝酒对胃肠道伤害大，容易引起胃出血、胃溃疡。可采用的预防方法就是在喝酒之前，先行食用油质食物，如肥肉、蹄膀等；或饮用牛奶，利用食物中脂肪不易消化的特性来保护胃部，以防止酒精渗透胃壁。

饮酒之后，应该饮用热汤，尤其是用姜丝炖的鱼汤，特别具有解酒效果。由于酒精对肝脏的伤害较大，喝酒的时候应该多吃绿叶蔬菜，其中的抗氧化剂和维生素可保护肝脏。还可以吃一些豆制品，其中的卵磷脂有保护肝脏的作用。

● 不豪饮

中国人喝酒都讲究豪爽，有些地方甚至在宴席开始的时候要连饮三杯，这对身体的伤害是很大的。饮酒后5分钟乙醇就可进入血液，30~120分钟时血中乙醇浓度可达到顶峰。饮酒快则血中乙醇浓度升高得也快，很快就会出现醉酒状态。若慢慢饮入，体内可有充分的时间把乙醇分解掉，乙醇的产生量就少，不易喝醉。

《吕氏春秋》说：“凡养生……饮必小咽，端直无戾。”清人朱彝尊在《食宪鸿秘》中也说：“饮酒不宜气粗及速，粗速伤肺。肺为五脏华盖，尤不可伤。且粗速无品。”所以建议大家，吃饭、饮酒都应慢慢地来，这样才能品出味道，也有助于消化，不致于给脾胃造成过量的负担。

● 酒后脾胃的救星——葛花

中医认为，葛花可入脾经和胃经，有和胃解酒、生津止渴之功，适用于饮酒过度、头痛、头晕、烦渴、胸膈饱胀、不思饮食、呕吐酸水等病症。《滇南本草》载：“葛花解酒醒脾，治胸膈饱胀发呃，呕吐酸痰，酒精伤胃，吐血呕血，消热，解酒毒。”

葛花茶

材料：葛花10克。

做法

将葛花择净，放入茶杯中，冲入沸水，盖上盖闷泡15~20分钟后饮汁。

功效：此方和胃止呕，适用于酒醉呕吐、津伤口渴、小便短赤等病症。

小口喝水，脾胃无忧

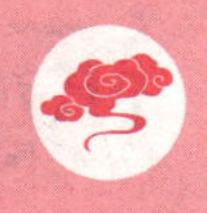

脾胃有运化水谷的功能，其中的水就是各种“液体”。很多人觉得饮水根本不用讲究什么，渴了就喝不就可以吗。实际上，饮水科学与否和脾胃的健康关系非常密切。

● 喝水也要有规律

大家都知道吃饭必须有规律，每日三顿饭一次也不能少，根据身体实际情况，有时还要加餐。喝水也是一样，要按时按量。对大多数人来讲，清晨起床（约6：00~7：00），宜喝150~200毫升；早餐后约1小时，9：00~10：00喝150~200毫升，午饭前1小时喝150毫升左右，午休后约15：00左右喝150~200毫升，下班后或运动后、晚饭前1小时喝150毫升，晚饭后1~2小时喝150~200毫升。当然，每日饮水的次数和量要根据个人的实际情况，如果有条件，细细长饮更好。

● 拒绝不健康饮水

最健康的水就是刚煮沸的新鲜的水。喝放置时间太长的凉开水会引起中毒。水中毒可出现头晕、乏力、腹胀、食欲减退。另外，沸久或反复沸滚的水也不适合饮用。水烧开，凉凉，又烧开，或者煮的时间过长，水分过度蒸发，无机盐的浓度就会相应增加，尤其是其中的亚硝酸盐对人体有害，摄入过多或长期饮用，会直接刺激胃肠，甚至引起中毒。

● 大量饮水伤脾胃

前人主张“不欲极渴而饮，饮不过多”。所以，最好不要在感觉口渴了才喝水，因为口渴表明身体已经极度缺水，其实已经对身体造成了伤害。喝水的时候，最好是小口小口喝，并且不要一次性喝太多，采取分次饮用的方法，以保护我们的脾胃。

饭后运动要科学

人们常说“饭后百步走，活到九十九”。的确，进食后卧床休息睡觉，对消化非常不利。古代即有“饱食勿便卧”的说法，进食后立刻卧床会使饮食停滞，但食后急行又会使血流于四肢，影响消化吸收功能。而进食后缓缓活动，则有利于胃肠蠕动，促进消化，这就是“食止行数百步，大益人”的道理。

● 正解饭后百步走

“饭后百步走”这种说法其实很笼统。我们可以确定的是饱食之后要适当运动，但关键的问题在于，饭后多长时间运动，以多大的运动量为适宜呢。

有专家指出，“饭后百步走”并不是说吃完饭后马上走，从人体消化生理功能来说，饭后胃处于相对充盈的状态，胃需要分泌更多的消化酶与食物充分混合，进行初步消化，这时就必须保证胃肠道要有充足的血液供应。所以，饭后首先要适当休息一下，减少其他部位的血液流量，保证胃肠道能得到更多的血液供应量，从而使胃内食物得以充分的消化。

建议饭后 20~30 分钟再开始运动为佳，最好是慢慢地散步。

● 并非所有人都适合饭后运动

体质较差尤其是患有胃下垂等疾病的人，是不适合饭后百步走的。这些人本身消化功能就差，如果再散步“挪用”本应用于消化的血液，则很容易出现消化不良。患有高血压等心脑血管病患者，也不宜饭后运动，因为饭后胃肠活动增加，胃肠部的血流增加，而脑部的血流相应减少，这时散步很容易出意外。此类病症患者也切忌饭后卧床，以免起身时因一时脑部供血不足而发生中风等意外。最好是静坐一会儿。

简单的脾胃保健法

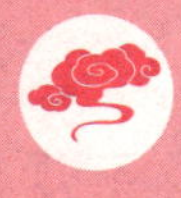

运动对于保持身体健康有很多的益处，对于脾胃的养护同样有诸多好处。《黄帝内经》中记载“五劳所伤，久视伤血，久卧伤气，久坐伤肉，久立伤骨，久行伤筋。”中医称脾胃为“水谷之海”，脾胃健旺，脏腑功能才能强盛。而久坐会导致气血运行不畅，脾胃气机呆滞，运化功能失调；长期久坐还会引起消化不良、便秘、痤疮等病症。所以，要想脾胃安和，可以学一些简单的保健方法。

● “肠道体操”——扭着走

扭动身体好比对腹腔进行按摩，可以加强内脏功能，特别是肠胃的蠕动，促进营养的吸收和废物的排出。对肠胃功能失调、消化不良、便秘的人有较好的疗效。具体做法是，走路时加大腰和胯部的转动幅度，让身体在行走中有节奏地扭动起来，初学者可以尝试像模特一样走走“猫步”，从中可以学习和体会转动胯部的感觉。运动强度可根据自身情况决定，一般坚持走上 500 米，就会有比较明显的效果。

注意在运动前要做准备活动，充分活动腰部；行走时扭动的幅度不宜太大，应逐步加大摆动的幅度；应注意通过身体的感觉和变化，寻找适合自己的运动强度；老年人锻炼时，速度、节奏应放缓，防止因用力过猛导致扭伤。

● 跨腿扶膝护肠胃

经常练习该运动，可强化下半身肌力，往下蹲时可促进肠胃蠕动，对增强胃肠功能有非常好的作用。

⇨ 动作要求

1. 双脚分开两倍肩宽，脚尖朝前，双手扶膝做蹲马步的动作。

2. 身体上下起伏，上半身始终保持直立状态，弯膝蹲更深的马步，注意膝盖不超过脚尖。

3. 每次 1~2 分钟。

双臂拉举揉脏腑

这组运动特别适用于饮食不规律、胃肠功能不好的人群。双脚站立与肩同宽，双手在体前，一只向上、一只向下，同时向斜上、斜下用力，就像拽一根皮筋一样，直到双手、胸腹完全拉开。左右两侧各练10~50次，做此动作时要注意，上身一定要直，绷住腰。手臂拉开时身体应可以感觉到明显的抻拉。

脾胃虚弱运动法

脾胃虚寒患者可选择较温和的方式如散步、慢跑、哑铃、太极拳等，因大汗会耗津伤气，加重虚寒。日常也可做些简单的传统运动来强健脾胃，如蹲马步、仰卧起坐、俯卧撑等。

蹲马步的具体方法：

双脚打开两倍肩宽，双手扶膝微蹲马步，身体上下起伏，上半身保持挺直，弯膝蹲更深的马步，注意膝盖不超过脚尖；每次1~2分钟。可视自身耐力，量力而行。可巩固下盘，强化下半身肌力，促进肠胃蠕动。

动脚趾益脾胃

中医认为，人体的各脚趾都与脏腑相通，胃的经络通过脚的第二趾和第三趾之间，胃经的原穴也在脚趾的关节部位。平时在家可以经常用脚趾抓地、抓鞋底，一次抓5分钟左右，两只脚可分别进行，也可同时进行，1天2~3次。或者按捏脚趾，时间最好控制在15分钟左右，睡前进行最为方便。对于长期坐办公室、缺乏运动的白领来说，尤其具有积极的作用。

另外，多走路也有同样的效果，因为一个人在行走时有近一半的重量是由脚趾来承担的，走路能促进脚趾的血液循环和经气运行，起到一定的保健作用。可以踮着脚尖走路，也可以试试踮着脚尖站十几分钟，脚后跟抬起，能抬多高抬多高。记住在踮脚尖时要尽可能地把脚踮得高一点，这样效果才会好！

叩齿咽津

《修龄要旨》说：“齿之有疾，乃脾胃之火熏蒸。每晨睡醒时，叩齿三十六遍，以舌搅牙龈之上，不论遍数，津液满口方可咽下。每作三次乃止。”

中医学认为：“五脏化五液，心为汗，肺为涕，肝为泪，脾为涎，肾为唾，是为五液。”意思是唾液为脾肾所化，肾为人体先天之本，脾为人体后天之本，脾胃富集了五脏之精，气血之华，故唾液中含有很多有益于人体健康长寿的物质，对养生保健有着特殊的作用。古代医家认为，唾液充盈者必体质强壮，并根据唾液盛衰来判断疾病状况。

所谓“叩齿”，是指上下排牙齿轻轻叩击，“咽津”，就是将口中增生的唾液随时咽下。叩齿咽津对脾胃有非常好的保健作用。《脾胃论·脾胃胜衰论》中指出：“百病皆由脾胃衰而生也。”而叩齿咽津能健脾胃表现为两个方面：一是叩齿能健齿，齿健则食物容易被嚼细，从而减轻胃的消化负担；二是脾“在液为涎”，与胃相表里。“涎”就是口津，是唾液中较清稀的部分。唾液具有帮助食物消化的功能。经常叩齿则能催生唾液，咽之有助于胃“腐熟饮食物”和脾的“运化、升清”，减轻脾胃的负担，达到健脾胃的目的。

明代医家龚居中对此法有如下评价：“津即咽下，在心化血，在肝明目，在脾养神，在肺助气，在肾生津，自然百骸调畅，诸病不生。”

⇨ 叩齿

每日清晨，心静神定，口轻闭，先叩臼齿36下，次叩门齿36下，再叩犬齿36下，然后用舌舔牙周3~5圈。

⇨ 咽津

即咽下唾液。先用舌舔上腭或牙齿周围及唇内，同时两腮作漱口状，待唾液满口时再咽下，并以意念送入丹田，即想象咽下的唾液直接进入小腹的丹田之中。

⇨ 注意事项

1. 叩齿、咽津常配合进行练习，但也可单独进行。

2. 口腔糜烂、牙龈脓肿时可暂停操练，待病愈后再继续练习。

● 摩腹

⇨ 按摩腹部

坐在椅子上，左手放在右手上，吸气、挺胸，用力往前挺出上半身，身体微微后仰；吐气，缩胸，弯腰，双手用力往腹部压；每次20~30次，量力而行锻炼。配合腹肌收缩按摩腹内肠胃，增强肠胃功能。亦可双手交叠盖住肚脐，上下左右旋转按摩腹部100~200次。

● 捏脊法

用双手沿长强穴自下而上捏至大椎穴一直线，边捏边连续不断的向上推移的一种手法，称为捏脊法。简单说就是从尾椎骨一直捏到脖子。用于给孩子进行脾胃保健非常有效。让孩子取俯卧位，站于孩子的体侧，用两手拇指指腹与食、中、环三指腹相对用力，捏起皮肤，从长强穴开始，边捏边提起皮肤向上推移，至大椎穴止，捏至最后一遍时每捏三次增加一个较重的提拉动作，谓之“捏三提一”法。

⇨ 动作要求

1. 操作过程中，保持呼吸自然，身体协调，腕部放松，动作连贯，一气呵成，做有节律的、均匀一致的循环捏动。

2. 注意手法的操作顺序是：先捏住皮肤，次提起，次捻动，次推移，复捏住皮肤，进行下一个循环的操作，周而复始，连绵不断。

3. 捏脊法的着力部位在指腹，而非指端，捏起时勿拧转肌肤，并注意捏的力量适度。

4. 为缓解皮肤不适感，可在每捏完一遍后，以食、中、环三指顺原路自上而下抹3~5遍。

5. 操作之前，可在皮肤表面涂以适量的介质。

⇨ 错误动作与纠正方法

1. 动作不连贯

纠正方法：施术者两手稍稍离开督脉一定距离，或者加大捏推的力量。

2. 皮肤疼痛

纠正方法：调整着力点和捏提的力量，或者操作前先在皮肤表面涂以适量介质可纠正之。

3. 得气不强

捏的时候，不必拘泥于穴位，因为脊柱两侧正是督脉和足太阳膀胱经循行之处。需要特别提出的是，当背部皮肤有破损、皮炎、过敏、血小板减少症等都不能做捏脊，以免加重病情。